BIBLIOTHÈQUE GÉNÉRALE DE MÉDECINE

ESSAI D'HYGIÈNE SOCIALE

DES

MOYENS SIMPLES

A EMPLOYER

POUR GUÉRIR ET ÉVITER LA TUBERCULOSE

PAR

Mlle Jeanne LECLERC

DOCTEUR EN MÉDECINE DE LA FACULTÉ DE PARIS
ANCIENNE INTERNE PROVISOIRE DES HÔPITAUX
MÉDAILLE DE BRONZE DE L'ASSISTANCE PUBLIQUE

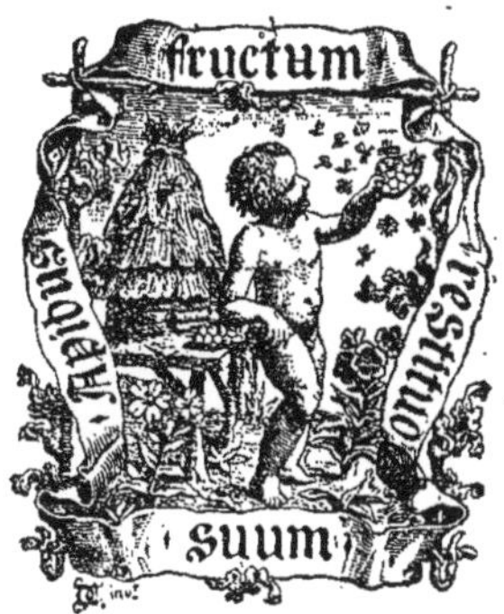

PARIS
SOCIÉTÉ D'ÉDITIONS SCIENTIFIQUES
PLACE DE L'ÉCOLE DE MÉDECINE
4, RUE ANTOINE-DUBOIS, 4

1896

ESSAI D'HYGIÈNE SOCIALE

DES MOYENS SIMPLES A EMPLOYER

POUR GUÉRIR ET ÉVITER LA TUBERCULOSE

BIBLIOTHÈQUE GÉNÉRALE DE MÉDECINE

ESSAI D'HYGIÈNE SOCIALE

DES

MOYENS SIMPLES

A EMPLOYER

POUR GUÉRIR ET ÉVITER LA TUBERCULOSE

PAR

Mlle Jeanne LECLERC

DOCTEUR EN MÉDECINE DE LA FACULTÉ DE PARIS
ANCIENNE INTERNE PROVISOIRE DES HÔPITAUX
MÉDAILLE DE BRONZE DE L'ASSISTANCE PUBLIQUE

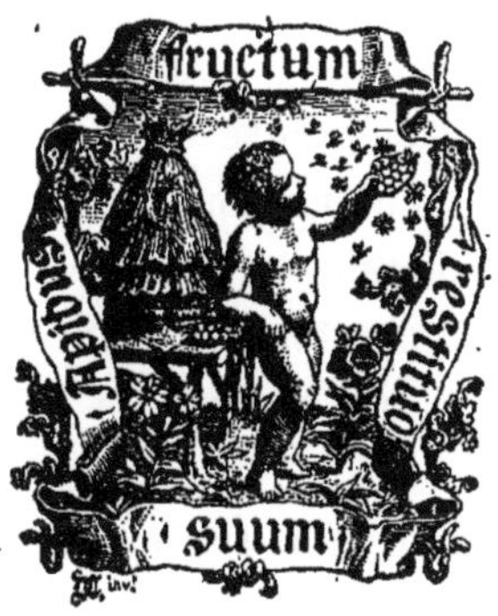

PARIS
SOCIÉTÉ D'ÉDITIONS SCIENTIFIQUES
PLACE DE L'ÉCOLE DE MÉDECINE
4, RUE ANTOINE-DUBOIS, 4

1896

PRÉFACE

En quittant l'Ecole, je tiens à exprimer ici, à M. le Professeur Brouardel, doyen de la Faculté de Médecine, membre de l'Académie des Sciences, à tous les Professeurs dont j'ai suivi l'enseignement et qui ont été mes juges dans les examens, à M. le docteur Pupin, secrétaire, toute ma reconnaissance pour le bienveillant accueil que j'ai toujours rencontré auprès d'eux, en toute circonstance.

L'Ecole de Médecine m'a ouvert largement et libéralement ses portes, elle m'a toujours traitée avec l'équité la plus absolue parmi tous mes camarades ; c'est pour moi un devoir de le reconnaître en cette dernière épreuve.

Je garde de l'Ecole le meilleur souvenir et conserve à la Faculté un attachement profond.

Que MM. les Docteurs Dumontpallier, Lancereaux et le Professeur Cornil, qui ont été mes maîtres de la première heure dans les hôpitaux ;

Le Professeur Lannelongue et le Docteur Tapret aux bonnes leçons de qui j'ai puisé l'inspiration des lignes qui vont suivre ;

Cuffer et Hirtz, Variot ;

A. Broca, professeur agrégé de la Faculté de médecine;

Que M. le Docteur Landrieux, qui m'a reçue avec tant de

sympathie comme interne provisoire dans son service à l'hôpital Lariboisière,

Reçoivent ici l'expression de tous mes remerciements pour les connaissances que j'ai acquises sous leur direction et l'assurance que leur enseignement sera toujours présent à ma mémoire.

Nous adressons à M. le Professeur Landouzy, dont les remarquables travaux, tant documentés et si bien écrits sur la question, nous ont si souvent guidée, notre plus profonde gratitude pour les conseils qu'il nous a si largement prodigués et l'intérêt qu'il a bien voulu témoigner à notre travail en nous faisant l'honneur d'accepter la présidence de notre thèse.

HISTORIQUE

L'origine de la tuberculose semble remonter presque à l'origine de la vie animale sur notre planète.

On en trouve, en tous cas, des descriptions, non douteuses déjà, dans les livres hippocratiques où est signalée, notamment, la relation ou, du moins, la coïncidence de la tuberculose pulmonaire avec le mal de Pott, c'est-à-dire la tuberculose osseuse des corps vertébraux. Inutile d'ajouter qu'à cette époque préhistorique ou tout au moins préscientifique, il s'agit purement et simplement de constatations cliniques, et que la notion étiologique vraie est totalément inconnue.

A cette époque, la dénomination existait déjà ainsi qu'une partie de la terminologie en usage courant aujourd'hui : φῦμα ατος, tumeur en général, désignait, plus perticulièrement, le pus sortant de ces tumeurs, sans distinction d'origine, il est vrai, tant celui des abcès froids qne celui postphlegmoneux ; mais cette appellation était très souvent, et d'une façon indubitable, appliquée au liquide des ganglions suppurés, des abcès froids, des humeurs froides, comme l'a, du reste, fort bien établi Peter.

φθίσις, εος, corruptio, consumptio, phthisies seu tabes praesertim pulmonum et oculorum ab.

φθέω corrumpo, labefacto, vitio, perdo, caractérise un

mauvais état général, cet aspect bien spécial du tuberculeux à la dernière période, que tout le monde reconnaît.

Il faut savoir, cependant, que ce tabes, cette cachexie, comme on dit encore, peut reconnaître pour cause le cancer, le paludisme ancien et une série d'états chroniques avec lesquels la confusion a été fréquemment commise dans les temps reculés ; mais la priorité du terme demeure.

Arétée, 250 ans avant J.-C., a dressé un tableau saisissant du phthisique, comme le remarque M. Hanot dans son savant article du *Dictionnaire de Médecine et de Chirurgie,* t. XXVII, page 218.

Le mot tubercule fut emptoyé par Celse, mais seulement pour désigner, au point de vue de leurs seuls caractères macroscopiques, de petites tumeurs, sans rien préjuger d'ailleurs de leur valeur quant à leur nature.

De même firent ensuite Pline, Galien 139-200, Aurelianus, Oribase, Alexandre de Tralles, Paul d'Egine.

La tuberculose fut, plus tard, l'objet des études d'Avicenne, de Sylvius Jacobus, de Leyde, 1478-1555, qui vint au Collège de France ;

De Fallope, 1522-1562 ; il avait déjà remarqué qu'il y a des tuberculeux différents suivant les tempéraments, d'où l'indication d'instituer des traitements variables ;

Montano, 1550, pressent la contagion ;

Rivière, de l'Ecole de Montpellier, 1589-1655 ;

Van Helmont, 1577-1644, pose des principes therapeutiques ;

Willis, d'Angleterre, 1622-1675, préconise le traitement par le climat de la côte méditerranéenne française ;

Baglivi, 1669-1767, s'occupe également de la thérapeutique climatologique, ainsi que Boerhave, 1668-1738, et Van Svieten, 1700-1772.

Les recherches ayant pour but de déterminer la lésion matérielle ne datent guère que du XVIIe siècle, époque à laquelle E. Plater, Bennet Benedictus, Théophile Bonnet enrégistrèrent plusieurs examens directs très consciencieux, sans idée préconçue.

Au siècle suivant, Hoffmann, 1660-1742, Lieutaud et Stark laissaient aussi quelques observations anatomiques.

Malheureusement Morgagni, qui seul a véritablement organisé l'autopsie, Morgagni se détourna des phthisiques par une crainte exagérée de la contagion.

« Une conclusion fondamentale, dit M. Hanot, se dégageait « déjà : la phthisie pulmonaire individualisée trouvait dans « les travaux des XVIIe et XVIIIe siècles ses premières assises « anatomo-pathologiques. »

Portal, 1742-1832, consacre quelques études à l'action des climats et des voyages.

Ballie, 1793, isola véritablement le premier le tubercule et donna à ce terme la signification nettement définie qu'il possède aujourd'hui.

Vetter vit plusieurs états de la lésion qu'il distingua, ne sachant pas découvrir l'unité.

Bayle, 1774-1886 (le maître de Laënnec), décrivit très bien la granulation ; malheureusement ce fut là l'origine de la fausse distinction entre deux variétés d'une même espèce dont la commune origine était méconnue.

Enfin Laënnec vint. . . . .

Son génie, telle l'éclatante lumière d'un phare, éclaire intensivement toute la question tant dans l'interprétation des données acquises que dans celle des découvertes futures.

Avec cette admirable conception géniale dont Louis et Villemin vont encore nous donner des exemples, ont été écrites ces pages magnifiques auxquelles aujourd'hui, après toutes les découvertes modernes, il n'y a rien à retrancher et peu de chose à ajouter.

Nous passerons sous silence les luttes d'Ecole que les grandes découvertes ont toujours soulevées à leur berceau.

C'est au temps de mettre les choses au point : ici, il a fait son œuvre.

Cependant, quelques détails matériels, que l'usage du microscope pouvait seule révéler, sont venus depuis, sous les yeux des observateurs, confirmant d'ailleurs les explications anticipées des maîtres. Il importe, en effet, d'insister sur ce fait que c'est avec des examens à l'œil nu et l'observation impartiale de la clinique qu'ont été édifiés ces principes, ces lois qu'un siècle de travaux n'a pu que confirmer.

Lebert donc fut le premier qui examina la lésion au microscope. Ensuite, Hugh, Bennet et Rokitansky, Graves, Addison, Turnbüll, Rheinhardt, 1850, Wirchow confirmèrent les travaux de Laënnec.

Le côté étiologique de la question, déjà pressenti dans l'œuvre des maîtres français, a été définitivement et formellement établi par Kock le 24 mars 1882 dans toute l'évidence de sa spécificité.

Les recherches de Grancher, Strauss, Cornil, Verneuil, Constantin Paul, Chauveau, Hérard, Hippolyte Martin, Gombault, etc., ont contribué à étendre et généraliser, à vérifier et confirmer les travaux antérieurs, ainsi qu'à préciser, plus spécialement, certains points de la question.

Nous n'avons ni la prétention, ni l'intention de faire l'historique complet de tous les noms qui se sont attachés à la tuberculose : en raison, malheureusement, de l'extension considérable du fléau, de sa généralisation, il n'est pas, à l'heure actuelle un clinicien, depuis les chefs de service des hôpitaux jusqu'au modeste praticien rural, qui n'ait eu, à un moment donné, à s'occuper spécialement de la question et n'ait par ses observations, apporté sa pierre à l'édifice. Aussi relèverons nous seulement les noms des chefs d'Ecole, saluant en eux leurs disciples qui ont, sous l'égide du maître, vulgarisé et étendu ses découvertes en y ajoutant le fruit de leurs travaux personnels.

En Angleterre : Williams, Clarke, Wilson, Fox.

En Allemagne : Tappemier, Koch, Klebs, Conheim, Cornet.

En Amérique : Wilch, Biggs, Loomis, Pruddon, Hodenpyl.

En France : les professeurs Lannelongue, Jaccoud, Dieulafoy ; les docteurs Tapret, Cuffer, Letulle, Gaucher, Netter, Raymond, Hirtz, L. H. Petit, Armaingand, etc.

DÉFINITION DE LA TUBERCULOSE

La tuberculose, en pathologie générale, est le résultat de l'évolution du bacille de Koch en un point quelconque de l'organisme.

En clinique, on désigne plus spécialement, par ce terme, les formes locales à évolution lente. C'est d'ailleurs, à ce point de vue surtout, que nous examinerons la question.

Tous les points du tégument externe ou interne et leurs dérivés : viscères, os, articulations sont indistinctement frappés, avec des fréquences inégales, il est vrai, mais tous ont leur page de pathologie dans la nosologie de la tuberculose.

Evolution du Tubercule

ANATOMIE PATHOLOGIQUE

Lorsque l'agent infectant, cause efficiente, a pénétré (voir au chapitre *Etiologie* les divers modes d'infraction) chez un individu *affaibli*, lorsqu'il s'est fixé dans un parenchyme viscéral ou en tout autre point de l'économie, il détermine là par sa présence une production morbide caractéristique, sans être spécifique, qui, d'ailleurs, a valu, à la maladie, sa dénomination.

A la faveur d'une lésion banale, inflammatoire ou traumatique, qui érode l'épithélium et détermine la chute ou l'alt é ration des cellules dont l'existence et l'intégrité nous mettent à l'abri des attaques extérieures, le bacille arrive, le plus souvent, dans le tissu qui, à la fois, unit, entre eux, les différents éléments constitutifs d'un même organe, et sépare les uns des autres ces mêmes organes, en constituant une sorte de ciment intermédiaire, c'est-à-dire dans le tissu conjonctif. Dans ce tissu, cheminent les différents vaisseaux des circulations sanguine et lymphatique ; or, c'est surtout le long de ces derniers que s'arrête le microbe pour édifier ses constructions, et c'est, le plus généralement, le cours de ces mêmes vaisseaux qu'il utilise pour le transport de ces matériaux, ce qui, traduit en langage clinique, veut dire que c'est spécialement par la voie lymphatique, par la circulation blanche que les lésions s'étendent, se généralisent.

Quelquefois, mais plus rarement, le bacille se trouve dans la cellule noble du tissu.

La lésion produite par la présence du bacille consiste, à un point de vue très général, à causer la mort des cellules vivantes de l'organe où il s'est établi. Le mode de groupement de ces éléments malades, dégénérés et morts, de ces cadavres de cellules, la réaction du tissu sain ambiant menacé, sur le point de céder ou de vaincre, détermine l'aspect du foyer lésé. Celui-ci, suivant son aspect, son âge, son évolution et son mode d'origine, porte les noms de : granulation grise ou jaune, tubercule miliaire, infiltration grise, infiltration jaune.

On donne le nom de gommes tuberculeuses aux conglomérations morbides du cerveau, du foie, etc., celui de carie aux lésions osseuses et notamment à celles du rocher.

Au fond, à part quelques différences de détail, on retrouve toujours la même disposition capitale :

Et, tout d'abord, le tubercule élémentaire, dit *Follicule tuber-*

culeux, est constitué aux dépens du tissu sain, dont il fait partie intégrante et dont on ne peut l'énucléer.

Dans toute lésion on note trois zônes :

1° Zône périphérique ; elle constitue la limite entre le tissu sain et le tissu malade ; elle renferme des cellules dites embryonnaires, ce sont des cellules le plus souvent conjonctives.

Cette zône qui est du tissu sain, mais présentant une suractivité vitale par suite de l'insultus a bacillo, a une limite externe irrégulière, peu nette, elle se confond insensiblement avec le tissu sain proprement dit.

Les cellules caractéristiques de cette zône ou *cellules embryonnaires* sont nombreuses, elles mesurent 4 à 9 μ., elles ont un noyau énorme, un protoplasma peu abondant ; on remarque déjà, parmi elles, des éléments qui ontperdu la forme arrondie pour revêtir un aspect fusiforme, indiquant un stade d'altération plus avancé.

2° La zône moyenne est formée de cellules dites *Epithélioïdes*. Celles-ci, plus volumineuses que les embryonnaires, ont des noyaux moins chromophiles, un protoplasma plus abondant mais déjà un peu granuleux; de plus, elles renferment fréquemment dans leur intérieur un ou plusieurs bacilles.

3° Enfin, le centre est occupé par la *cellule géante* de Langhans, *Riezenzelle* (Köster, Schüppel, Friedländer.)

La cellule géante est une masse protoplasmique, granuleuse, irrégulièrement arrondie, plate ou sphérique, à prolongements multiples avec vingt ou trente tuyaux à situation périphérique ; elle contient des bacilles.

Dans sa remarquable étude sur l'histogenèse du tubercule, publiée dans la *Revue de Tuberculose,* 1893, page 15 et sqq, le professeur Strauss nous dit :

« En résumé, on voit que le tubercule est dû surtout aux « cellules fixes des tissus (cellules épithéliales et cellules du « tissu conjonctif qui lui serviraient exclusivement de point de « départ.)

« Sous la sollicitation des bacilles, ces éléments prolifèrent et « se transforment en cellules épithélioïdes et géantes.

« Ces derniers résultant de la prolifération nucléaire d'une « seule cellule épithélioïde sans segmentation concomitante « du protoplasma, les leucocytes n'apparaissent qu'en seconde « ligne.

« La cellule géante tuberculeuse a ceci de particulier, c'est « que ses noyaux, ovalaires plutôt que ronds, siègent habituel- « lement à la périphére soit sur le pourtour, soit à un pôle, « en laissant libre une notable partie de la cellule. Cette « variété peut se retrouver dans la cellule géante qui se déve- « loppe autour d'un corps inerte. »

Melchnikoff persiste à admettre la participation importante des leucocytes, la non-intervention des cellules épithélioïdes ; M. Strauss, au contraire, a toujours vu la cellule épithéliale participer au processus ainsi que Brissaud et Toupet.

Pilliet, qui admet l'origine leucocytaire, signale la participation de la cellule hépatique.

La notion fondamentale qui se dégage de l'histogénèse du tubercule est la suivante ;

Les éléments cellulaires primordiaux et caractéristiques du tubercule ; les cellules épithélioïdes et les cellules géantes dérivent par voie cariokinétique des cellules fixes des tissus : cellules du tissu conjonctif, endothélium vasculaire, cellules épithéliales, éléments migratiles ou leucocytes mono et polynuclés issus des vaisseaux voisins, qui à divers moments, envahissent le tubercule.

Ces éléments primordiaux, discutés, on le voit dans leur

origine, constants dans leur existence, peuvent présenter des agencements divers d'où résultent des diversités d'aspect : c'est ainsi que la confluence de plusieurs des éléments ou follicules que nous venons d'analyser, confluence qui est pour ainsi dire constante en pratique donne des masses plus considérables au sein desquelles il est toujours possible, sinon facile, de reconstituer la lésion élémentaire.

« Le tubercule, dit Roger, *Traité de Médecine*, tome I, « page 645, est une production *invasculaire;* c'est un caractère « fort important. Au début, quand il n'existe qu'un simple « amas de cellules, on peut encore trouver des vaisseaux « perméables, ceux-ci s'oblitèrent plus tard et disparaissent ; « leur lumière est occupée par un coagulum granuleux de « fibrine, emprisonnant dans ses mailles des globules blancs, « qui se sont accumulés près de la paroi où ils forment une « sorte de couronne. Cette oblitération vasculaire a été diver- « sement appréciée : on a invoqué tantôt une compression « (Renfleisch); une coagulation (Chauveau); une endocapillarite « H. Martin).

« Autour du point irrité les vaisseaux se dilatent, poussent « des prolongements, mais ces néoformations ne sont pas « viables, elles meurent sur place. »

Quand ces follicules élémentaires plus ou moins conglomérés sont constitués, ils peuvent évoluer différemment. Ou bien la zone périphérique embryonnaire croît toujours excentriquement, dévorant le tissu sain dont la limite recule sans cesse, dans ces conditions la zône centrale des cellules géantes perd peu à peu toute structure figurée, elle devient un amas amorphe d'une substance jaunâtre due à la mort des cellules, c'est la période de ramollissement ou de cassification.

Ces masses, ramollies d'abord, puis liquéfiées, sont expulsées et laissent des vides qui sont les cavernes. Celles-ci peuvent continuer de s'accroître par le même processus qui a déterminé leur formation, elles peuvent au contraire se cicatriser.

Toutes les lésions n'arrivent pas fatalement à la caséification : une intervention opportune, un terrain résistant, des facteurs inconnus peuvent faire borner la lésion au premier stade inflammatoire, et tout rentre dans l'ordre.

Ce n'est d'ailleurs pas seulement au début que la lésion peut régresser, mais bien à toute période de son existence.

Le follicule tuberculeux, simple ou en agrégat, jeune ou vieux, peut subir la transformation fibreuse, c'est là le mécanisme de la guérison spontanée, dont tous les cliniciens ont trouvé des exemples dans les nécropsies de malades ayant succombé à d'autres maladies, dont les médecins légistes, et notamment le professeur Brouardel, ont constaté la réalisation chez des sujets ayant succombé à la mort violente (suicide, accident, crime.)

Le tubercule devient un petit nodule, dur, résistant, constitué surtout par du tissu conjonctif adulte, fibreux, c'est-à-dire cicatriciel, contenant encore parfois, çà et là, des cellules rondes plus ou moins altérées. Le contenu s'enkyste ou se résorbe, enfin le tubercule peut se calcifier ou présenter la transformation pigmentaire.

MICROBE ET TERRAIN

Si l'agent efficient est toujours le même, nous savons cependant que les troubles qu'il détermine, dans l'organisme, sont très variables depuis :

La granulie, infection généralisée aiguë qui rappelle la fièvre typhoïde ;

La broncho-pneumonie des jeunes enfants ;

L'entérite, la péritonite et la méningite des enfants un peu plus âgés ;

Les lésions osseuses et les adénites de la jeunesse ;

Jusqu'à la tuberculose pulmonaire chronique de l'adulte ;

Enfin le lupus de la peau et des muqueuses.

Encore cette énumération laisse-t-elle de côté une série de localisations plus rares, il est vrai, mais non moins réelles cependant : telles la glossite, la gastrite, l'hépatite, l'orchite, l'ovarite, la salpingite, la métrite, etc.

De quelle cause dépend la localisation ?

D'une façon générale, on peut présumer que plus un organe fatigue (soit par l'exercice, soit par le travail du développement), plus il se trouve dans des conditions inférieures de résistance.

C'est ainsi que, chez le jeune enfant, dont toute la fonction consiste à digérer (*Puer totus in stomacho*, Legroux), le tube digestif est souvent atteint, de même le système lymphatique en grande activité fonctionnelle à cet âge, d'où la fréquence des localisations intestinales, péritonéales et lymphatiques.

Le très important travail de l'ossification, commencé avant la naissance et se continuant jusque dans l'âge adulte, présente un maximum d'intensité entre cinq et quinze ans environ ; aussi ne serons-nous pas étonnés de constater, à cette période de l'existence, les ostéites et les arthrites, qui en sont le plus souvent la conséquence, *le spina ventosa*, etc.

Enfin, ce sera le plus souvent chez l'adulte que nous rencontrons l'orchite, l'ovarite, la salpingite, la métrite.

Cependant, il est bon de rappeler, à leur propos, que si ces organes peuvent être infectés par leurs voies d'excrétion parcourues en sens contraire, c'est-à-dire par voie ascendante, en raison de leurs rapports avec la séreuse abdominale ou péritoine, ils peuvent être contaminés par elle chez l'enfant où celle-ci est si souvent lésée, d'où les orchites et ovarites infantiles.

Quand un organe est infecté, qui ne saurait être parculièrement considéré en surmenage fonctionnel, force nous est d'admettre une faiblesse spéciale de cet organe qui, dans l'espèce, devra être le plus souvent rattachée à l'hérédité.

« Par un de ces retours, communs dans les choses de la « médecine, l'étude des terrains, un peu délaissée par l'école « anatomo-pathologique, a, dès l'avènement de la théorie « pastorienne, dès l'avènement de la théorie des germes, de la « découverte de Koch, repris toute l'importance que leur « avaient, autrefois, si bien reconnue certains phtisiologues, « qui nous ont laissé, sur la constitution, le tempérament, la « complexion, l'habitus et le facies des candidats à la phtisie « pulmonaire des enseignements auxquels la séméiotique « moderne trouve peu à reprendre, et peu à ajouter.

« Si, au lendemain de l'éclatante découverte de Koch, on « s'était laissé aller à penser que l'élément pathogène de la « tuberculose reconnu et dégagé, l'étude du bacille allait en « pratique, l'emporter sur l'étude du bacillisé, ni l'engoue- « ment, ni l'espérance n'a duré.

« En dépit des plus récentes recherches sur l'action de « certains agents chimiques sur le développement du bacille, « travail signé du plus grand nom français, qui, avec celui de « Laënnec, doive aujourd'hui s'inscrire dans l'histoire de la « phtisiologie, en dépit, dis-je, des recherches de Villemin fils, « (Paris 1888), qui ont dans le germe tuberculeux révélé une « vitalité et une résistance expliquant la marche débordante de « la phtisie, autant que les mécomptes de la thérapeutique « étiologique, en dépit de ces recherches, le bacillicide n'étant « pas trouvé, force est à la médecine de chercher, dans l'étude « des milieux organiques des terrains, le moyen détourné de « se défendre contre un ennemi que la médecine ne sait pas « facilement vaincre quand il s'est fait envahisseur. »

LANDOUZY. — *Congrès de la Tuberculose.*

CAUSES PRÉDISPOSANTES

Etant donné deux individus, d'aspect très différents, peut-on, après un examen médical attentif, affirmer à l'un qu'il n'a rien à redouter de la maladie qui nous occupe, et prévenir l'autre qu'il est exposé à devenir la proie du fléau ?

En d'autres termes, existe-t-il des privilégiés assurés, d'une part ; des victimes désignées d'avance, d'autre part ?

A la première question nous répondrons négativement, à la seconde affirmativement.

Ceci posé, considérons les conditions qui feront éclore la maladie, certainement, chez les prédisposés ; peut-être chez les privilégiés, puisque chacun de nous est exposé, plus ou moins, il est vrai, à devenir tuberculeux.

Géographie. — Il fut établi, au Congrès de la Tuberculose, tenu à Paris, en 1888, dans lequel cette question précisément fut traitée qu'aucune région non plus qu'aucune race ne présentait d'immunité absolue et que les contrées réputées indemnes étaient en réalité celles dans lesquelles l'homme n'avait pas encore pénétré. Ainsi, jusqu'en Asie Mineure, dans la Cappadoce et même dans la tribu sauvage des Avchares (Robinson de Constaniple), la maladie est bien connue des habitants qui la savent *grave, héréditaire, contagieuse.*

Il est donc un fait acquis que les malades ou les menacés ne sauraient trouver à la surface du globe aucun endroit où par le seul fait de leur séjour, ils seraient à l'abri du mal.

Cependant, à cette règle, tout récemment, vient d'être signalée une petite exception qui comme telle la confirme :

Fréderick Cook, de l'expédition du lieutenant Peary, rapporte que dans les Arctis-Highlands il n'y a pas de tuberculose ; un autre groupe isolé d'Esquimaux, résidant sous la latitude Nord la plus élevée, sans communication avec le reste des hommes, ne présente pas de trace de tuberculose.

Sanatory Inspector, 9, 10, 94.

In revue de tuberculose, 31 déc. 94.

Ceci me paraît présenter un double intérêt philosophique démontrant que :

1° L'homme dans l'état primitif est réfractaire à la tuberculose, en particulier ;

2° Les climats froids sont peu favorables à l'évolution du bacille.

La première proposition que j'ai entendu si souvent formuler par mon maître, le professeur Lannelongue, sous cette forme frappante : « Mais si, dans l'organisme humain, il n'y « avait pas un moyen de défense spontané contre la tuber- « culose en particulier, il y a longtemps que l'espèce hu- « maine serait disparue », présente une importance capitale.

La seconde nous est un guide pour le choix du climat.

Les climats chauds où l'on a coutume d'envoyer les tuberculeux, spécialement les climats chauds et humides sont extrêmement préjudiciables aux malades : la Syrie, par exemple, et tout le littoral oriental de la Méditerranée, comme le fait remarquer le docteur Brun, de Beyrouth, constituent une station très défavorable ; une fois touchés, les tuberculeux y succombent rapidement.

En France, dans la Bretagne, au contraire, à Belle-Ile en mer, à 15 kilomètres de Quiberon, l'air est absolument pur ; il y a là toute une population composée presque exclusivement de pêcheurs et d'agriculteurs : la phthisie n'y existe que depuis 25 ans environ; c'est vraisemblablement une importation de touriste, nous dit Calmette, et il ajoute :

« L'évolution y est *lente*, interrompue de longues périodes « latentes ; l'atmosphère saline de la mer semble protéger les « voies respiratoires et le tégument externe toujours indemne. « Dès que les voies digestives sont touchées, l'air salin n'y « agissant pas, la marche est rapide. »

Congrès de Tuberculose, 1888.

« Toute une race, nous dit M. Ern. Martin (*Revue de Tu-« berculose*, ann. 1894, page 328), les Tasmaniens, au nombre « de 30,000, a complètement disparu, de 1804 à 1835, inoculée « du germe importé par les envahisseurs, et, aujourd'hui, il « ne reste plus que quelques métis épars, sur un vaste terri-« toire, occupé par les conquérants anglais. »

Donc, au point de vue géographique et météorologique, on peut dire pue la tuberculose va décroissant de l'équateur au pôle où elle est nulle par points. Inutile d'ajouter que si les Continentaux voulaient aller policer les Polaires, avec la civilisation, ils leur porteraient inévitablement le bacille en signe d'alliance : la tuberculose comme la syphilis étant fonction de la civilisation, ceci soit dit en passant, ici, sans commentaires.

La maladie semble diminuer avec l'altitude :

Hufeland, 1781-1827 et Schöulein, 1793-1864 ont remarqué l'immunité des montagnards qui n'émigrent pas ; le professeur Jaccoud a magistralement tracé les lignes du traitement par l'altitude dans une de ses belles leçons.

Toutes choses égales d'ailleurs, la tuberculose croît avec l'agglomération des individus.

Ici devrait prendre place l'important chapitre de l'habitation, des villes, du milieu hospitalier ; mais comme la notion de contagion y est intimement liée, ces questions seront traitées aux articles concernant la prophylaxie et l'hygiène.

Individu. Race. — Le type des individus prédisposés à la tuberculose a frappé les observateurs il y a longtemps déjà.

Darwin lui-même tenait de Wyman que les éleveurs de Virginie, interrogés sur la raison pour laquelle ils ne gardaient que les porcs noirs, avaient répondu que ceux-ci étaient les seuls qui ne fussent point incommodés par la racme des lactnanthes.

Trasbot, dans une communication écrite de 1883 signale, comme connue des éleveurs, la fâcheuse prédisposition des vaches qui ont beaucoup de blanc.

Enfin, c'est au professeur Landouzy que nous devons la pittoresque description du candidat de l'espèce humaine, comme dit le maître, du fameux et classique type Vénitien (1er *Congrès de Tuberculose*, 1888, pages 378 et sqq.

« Parmi les individualités humaines, nous dit-il, qui font « facile et désolant commerce avec la tuberculose, il en est « chez lesquelles l'opportunité morbide, inhérente à la nature « et à la somme (qualité et quantité) des composés physiques. « chimiques (constitution) et dynamiques (tempérament) qu'elles « ont apportés en venant au monde est *innée*.

« Ces individualités sont les bacillisables de naissance, celles « que le bacille menace, au seuil même de l'existence ; pour « elles, le bacille est vraiment l'ennemi héréditaire. Ici la candida- « ture à l'infection se pose dès la naissance, aussi se comptent-ils « ceux des candidats qui échappent à la tuberculose.

« D'autres individualités, pour faire également facile com- « merce avec la tuberculose, ne le font plus par droit de nais- « sance mais par droit de conquête. »

. . . .

III, page 382

Opportunité tuberculose, innée, terrain vénitien.

« ..... Nous affirmons l'opportunité de la tuberculose à Paris « pour un homme (individu) dont la peau blanche et fine, « marbrée de veinules, la teinte d'ordinaire bleue de l'iris, la « coloration rousse ou rouge du système pileux, les sueurs « faciles, la mollesse des chairs, certaine élégance des « formes, la rareté des cicatrices strumeuses, semblent être « l'apanage.

« Les individus roux, dont nous venons, à grands traits, « d'exquiser la physionomie, forment par leurs attributs es- « thétiques autant que par leurs affinités pathologiques, un « véritable type auquel, nous avons, depuis longtemps, donné « le nom de type Vénitien.

. . . .

« Aucune expression, d'ailleurs, ne saurait rendre avec plus « d'exactitude esthétique, les individualités rousses qui évoquent « le souvenir de ces types roux (cheveux dorés ou roux, peau « douce et fine, blanche et lactée, beauté des formes), si chers « au pinceau des maîtres de l'Ecole vénitienne, qu'on cher- « cherait en vain dans leurs chefs-d'œuvre une seule femme « qui n'ait la parure vénitienne (témoin les noces de Cana, le « repas de Jésus chez Simon, du Louvre, — le Triomphe de « Venise, du palais des Doges). »

En France, soit question climatologique, soit question ethnique, il y a des différences très grandes, quant à la tuberculose suivant les départements : c'est ainsi que Boudin nous apprend, d'après une statistique qui comprend toute la période écoulée entre 1837-1844, que c'est le département des Deux-Sèvres qui donne le plus de réformés pour maladies de poitrine; l'Anjou et la Bretagne sont les provinces qui en fournissent le moins.

Hérédité. — S'il est un point de la question qui a soulevé bien des discussions, nécessité un grand nombre de recherches cliniques, anatomopathologiques et expérimentales, c'est assurément celui dont nous abordons maintenant l'étude.

Bien des controverses se sont déroulées sur ce terrain ; on le conçoit aisément quand on songe à l'intérêt capital qu'il y a de savoir dans quelle mesure l'être nouveau sera lésé, dans quelle mesure son organisme portera le tache originelle de l'un de ses ascendants ou de tous deux.

Koch n'admet que la transmission de la prédisposition; cependant les observations vétérinaires (de Adam, 1853, Senmer Bang au Congrès de 1888, de Chauveau), sont probantes.

Disons-le tout de suite, la tuberculose est héréditaire directement : c'est un fait acquis.

Un enfant, dont l'un des générateurs est atteint de tuberculose, *peut* naître avec des lésions tuberculeuses : Jacobi, de New-York, a apporté au Congrés de 1891, *Comptes-rendus*, page 327, la relation du premier cas connu de tuberculose chez un fœtus humain; Birch, Hirschféld et Schmorl ont signalé le premier cas certain montrant le passage du bacille du placenta au fœtus. *Beiträge für pathologischen anatomie und allgemecien Pathologie*, 1892.

A la vérité, le fait est rare, le plus souvent ce n'est pas la graine, le bacille évoluant que l'enfant apporte, mais une débilité spéciale, un état de faiblesse, de moindre résistance, une mauvaise qualité de terrain telle qu'à la première rencontre de bacille, ses organes deviendront la proie de celui-ci.

En d'autres termes, étant donné une tare originelle, simple ou double, l'enfant naîtra quelquefois tuberculisé, plus souvent tuberculisable.

Cette question de l'hérédité en acte ou en puissance, dont la solution avait une grande importance doctrinale, présente pour le médecin un immense intérêt pratique : l'étude des moyens hygiéniques et thérapeutiques qu'il conviendra de mettre en œuvre pour éteindre ou prévenir l'évolution du mal chez le sujet frappé ou menacé.

Le professeur Landouzy a magistralement exposé, dans une de ses belles leçons, les deux variétés d'hérédité tuberculeuse :

1° L'hérédité du bacille, rare, mais réelle ;

2° L'hérédité du tempérament qui se traduit par une débilité générale, plus ou moins accentuée, par une foule de types morbides, variés, dont la fausse chlorose, le lymphatisme sont le plus souvent l'expression.

De la naissance à la plus extrême vieillesse, la tuberculose peut frapper l'espèce humaine; néanmoins, dans sa forme pulmonaire chronique, elle sévit avec un maximum de fréquence notable de 18 à 30 ou 35 ans environ.

A cet âge correpond le maximum d'activité physique et physislogique, les difficultés du choix d'une carrière, le maximum de surmenage pour le manœuvre comme pour l'intellectuel; enfin, c'est aussi, et pour les mêmes raisons, à cette période qu'on fréquente le plus la société : d'où le maximum des risques de contagion joint au maximum des causes de dépression.

Sexe. — La tuberculose frappe à peu près également les deux sexes ; la mortalité est peut-être un peu plus fréquente chez l'homme dans la classe laborieuse.

Mariage. — Le mariage n'a aucune action par lui-même sur la maladie, il n'en est pas de même de la grossesse qui devra toujours être déconseillée aux intéressées avant une guérison déjà un peu ancienne. La gestation a une influence néfaste sur la mère, de l'avis de la plupart des cliniciens (Verneuil, Tapret). En outre, nous savons d'après un précédent chapitre le sort réserve au produit de la conception. Dans ces conditions, si un semblable accident arrive, et pour les mêmes raisons, l'allaitement, à l'inverse de ce qui se passe dans la syphilis, devra être formellement interdit. Il y a là, en effet, une cause d'affaiblissement pour la mère, un lait de mauvaise qualité pour l'enfance, et enfin pour ce dernier, des risques incessants de contagion que l'éloignement fera cesser.

Professions. — L'influence des professions ressortit le plus souvent à une question d'hygiène. Voici les principales, groupées sous les chefs les plus importants :

Professions agissant par l'exposition aux changements de température	Médecins ; Avocats ; Artistes ; Cuisiniers ; Boulangers ; Enfourneurs de pain ; Veilleurs de nuit ; Souffleurs de verre, etc.

Inhalations de vapeurs irritantes ;

Poussières minérales
- Métalliques ;
- Kaolin (faubourg des porcelainiers de Limoges) ;
- Pierre ;
- Charbon.

Poussières végétales
- Farine ;
- Coton ;
- Chanvre.

Poussières organiques : Aspergillus ;

Surmenage intellectuel : Etudiants et séminaristes ;

Les statistiques italienne et anglaise donnent 459 décès par tuberculose sur 1000 morts. Lagneau. Rev. de Tub. 94.

Positions sédentaires, en général ;

Surmenage physique
- Terrassiers ;
- Hommes de peine ;
- Garde-malades (1) ;
- Soldats, entraînés (un coureur bien portant, à 23 ans, parcourait 800 m. en 2″015, devient phthisique à 24, meurt à 26). *Rev. Tub.* 94.

Intoxications chimiques
- Plomb ;
- Fer et cuivre ;
- Mercure ;
- Chromates ;
- Phosphore.

(1) J'attribue au surmenage physique bien plus qu'à la contagion la tuberculose, surtout chez les infirmières. En effet, celles de ces employées qui sont de service de nuit, commencent leur travail le soir à 8 heures et ne sont libres que le lendemain après le déjeuner vers 2 heures de l'après-midi, pour aller prendre environ 6 heures de repos, ce qui est insuffisant surtout après 18 heures d'un travail pénible.

Il y a une différence entre les conditions hygiéniques dans lesquelles se trouvent les ouvriers suivant qu'ils sont exposés à des poussières métalliques qui les lèsent toujours ou au maniement de certains sels métalliques qui agissent par intoxication et provoquent alors soit des troubles digestifs, soit une anémie spéciale, soit des troubles nerveux ou des troubles trophiques quelconques.

Le plomb agit surtout chimiquement, mais aussi mécaniquement; « L'antagonisme entre le saturnisme et la phthisie « se trouve contredit par les statistiques de Hirt qui prétend « que la phthisie est plus fréquente chez les ouvriers vivant au « milieu des poussières plombiques que chez ceux qui subissent « de la même façon le fer et le cuivre.

Ces derniers ne donneraient que 12 pour 100
et le plomb 21 pour 100.

« M. Leudet, de Rouen, formule les conclusions suivantes :

« 1° L'absorption des molécules de plomb n'empêche pas le « développement de la tuberculose pulmonaire, même chez les « individus qui ont présenté des signes d'empoisonnement « chronique, mais cette succession d'accidents est rare;

« 2° La tuberculose peut se développer presque immédiate- « ment après des accidents d'intoxication saturniné;

« 3° Elle a une marche assez rapide et conduit en peu de « temps aux cavernes. »

Pr PROUST, *Traité d'Hygiène*, page 260.

Quant au Fer et au Cuivre, leur action est surtout mécanique, et, par conséquent, rentre dans les lésions pulmonaires par inhalation de poussières minérales.

L'intoxication par le Fer et le Cuivre est douteuse : il y a bien, au début, chez les ouvriers et les ouvrières quelques troubles digestifs, mais ceux-ci disparaissent rapidement et l'accoutumance s'établit. En outre, le Pr Armand Gauthier, chez qui le chimiste est inséparable de l'hygiéniste, appelle l'attention, dans son cours, sur le bon état de santé des ouvriers et surtout des ouvrières en verdet ; l'anémie et la tuberculose sont presque inconnues chez ces dernières. De plus, M. Galippe a démontré la parfaite innocuité des sels de cuivre pris en petite quantité ; leur action thérapeutique est bien connue ; aussi, dans ces conditions, l'empoisonnement cuprique exige des doses tellement massives qu'on ne l'observera que dans les « cas de suicide ou de grave inadvertance ».

Armand GAUTIER, *Chimie minérale*, page 580.

Les autres substances inscrites au même paragraphe ne provoquent la tuberculose qu'en diminuant la résistance de l'organisme qu'elles ont frappé.

Diathèses. — Longtemps on a discuté l'influence des diathèses, et, dans l'espèce, l'*arthritisme* avait paru à quelques observateurs (Chandelux) jouir de l'immunité.

A la vérité, les arthritiques ne sont pas habituellement des tuberculeux, mais ils peuvent le devenir.

La chlorose, mais la chlorose vraie (non pas les anémies ou fausses chloroses reconnaissant des causes très diverses) ne fraye pas volontiers avec la tuberculose. C'est l'avis de Pidoux c'est aussi celui de M. Tapret qui s'est beaucoup occupé de ce sujet.

La grosse question de la scrofule est tranchée depuis qu'il est établi que c'est là une variété de tuberculose.

D'une façon générale, il en est des diathèses comme des climats, des races et des individus.

Nulle part, chez aucun, par aucune, l'immunité n'est assurée.

Maladies aiguës générales. — Le rôle des maladies aiguës étant de déprimer l'organisme, on peut prévoir, *à priori*, qu'il sera de favoriser le développement de la tuberculose. C'est, en effet, ce qui a lieu d'une façon générale.

Ainsi les jeunes enfants atteints de fièvres éruptives, de la rougeole en particulier, ne relèvent de cette maladie que pour succomber, le plus souvent, à la brocho-pneumonie tuberculeuse ; il en est de même pour la coqueluche.

Chez l'adulte, la grippe agit de même, fréquemment.

La variole chez l'enfant, comme chez l'adulte, crée une prédispostion extrêmement fâcheuse : d'après une statistique dressée par Verneuil, comprenant trois cents varioilsés, onze seulement étaient exempts de tuberculose.

Il est, cependant, une maladie générale aiguë infectieuse qui semble se rencontrer volontiers avec la tuberculose, c'est la dothienenterie ou fièvre typhoïde. A ce propos, il y a lieu de rappeler les intéressantes cliniques de M. Tapret à l'hôpital Saint-Antoine ; cependant, il cite, comme des raretés, il est vrai, trois observations de coexistence avec évolution successive : la fièvre typhoïde a semblé suspendre le cours de la maladie chronique, qui a repris son essor avec une marche rapide dès la convalescence des malades. Donc, ici encore, comme partout, s'affirme de plus en plus le caractère dévorant de cette tuberculose qui ne connaît point d'obstacle.

Le rhumatisme articulaire aigu est rarement suivi de tuberculose.

Maladies locales. — Les lésions inflammatoires du poumon sont souvent suivies de tuberculose pulmonaire chronique à évolution plus ou moins rapide. C'est, du reste, par ce mécanisme qu'agissent la plupart du temps, les infections aiguës.

« Le 15 mai 1892, nous dit Verneuil, au Congrès de la « Tuberculose de 1892, j'émettais les deux propositions sui- « vantes :

« 1° A l'aide d'études poursuivies sans relache, depuis nom- « bre d'annéees, je crois avoir établi que le traumatisme con- « sidéré comme état général distinct a le pouvoir d'exercer hors « son foyer initial sur l'organisme entier et en particulier chez « les sujets antérieurement malades diverses actions extrinsè- « ques.

« 2° A l'aide de faits nombreux, j'affime que les maladis infec- « tieuses peuvent agir exactement comme le traumatisme, c'est- « à-dire éveiller, réveiller, modifier, quelquefois en bien, mais « généralement en mal, les propathies locales et générales (Aca- « démie des Sciences, 15 mai 1892). Des tuberculoses locales « paraissant guéries furent réveillées au bout de trois années « par une fièvre éruptive.

« Un enfant tuberculeux, devenu paludique, à la suite d'une « chute sur la face, présente des manifestations tuberculeuses « multiples. La marche continue, en dépit du traitement, et le « malade succombe sans généralisation. »

Compte rendus du Congrès de la Tuberculose de 1893.

Les interventions chirurgicales sont quelquefois suivies de tuberculose :

C'est ainsi qu'à la désarticulation de la hanche dans la coxo-tuberculose succède fréquemment une méningite tuberculeuse mortelle.

De même les malades ayant subi des interventions chirurgicales un peu graves (gastrotomie, hystérectomie, rectotomie, etc.) succombent souvent à la tuberculose pulmonaire chronique, tant du fait du traumatisme de l'intervention que de la cachexie déterminée par la lésion qui a nécessité cette intervention.

Maladies chroniques. — Les lois de Verneuil trouvent ici leur confirmation.

Nous avons étudié, à propos des professions, l'influence du saturnisme; nous sommes donc fixés sur la valeur qu'il faut accorder au prétendu antagonisme que quelques observations avaient paru établir.

Le Paludisme, non plus que l'intoxication plombique, ne met ses victimes à l'abri des atteintes du bacille de Koch.

Une étude extrêmement intéressante en raison du domaine considérable de chacune d'elles, est celle des rapports réciproques de la syphilis et de la tuberculose.

Ici nul antagonisme, non plus qu'ailleurs, du reste; mais tandis qu'un tuberculeux qui se syphilise aggrave singulièrement son état de tuberculeux, un ancien syphilitique qui se tuberculise présentera, le plus souvent, dans sa dernière infection, une évolution fibreuse, c'est-à-dire la forme la plus bénigne de la tuberculose, la forme cicatricielle, celle qui tend spontanément à la guérison, en raison précisément du processus fibrogène établi par l'infection première.

Puisque nous sommes dans les taies sociales, passons à l'alcoolisme.

Les individus résistent très différemment à cette intoxication : cela dépend de la classe sociale à laquelle ils appartiennent, de l'ingestion à jeun ou après le repas du liquide incriminé, de ses qualités; il y a une différence considérable entre l'ouvrier qui consomme les produits innomés et inqualifiables du débit des centres populeux, et le riche qui déguste des crus de marque, chez lui, tranquillement, au cours d'un confortable repas; entre celui qui se met en état d'ivresse à intervalles éloignés et celui qui s'intoxique chroniquement, quotidiennement, sans jamais avoir atteint l'ébriété. L'état de ce dernier est le pire, et, le plus grave, c'est qu'il ne le comprend pas ; ne s'étant jamais enivré, il se dit, et de bonne foi, très sobre.

Enfin, il y a encore des nuances suivant que l'intoxication est due plus spécialement au vin, à l'alcool ou aux essences. Toutes ces considérations ressortent nettement des remarquables travaux de M. Lancereaux. Aussi conçoit-on qu'un individu, qu'un malade, dont le rein, le foie, le cœur, les artères, le système nerveux sont frappés, constitue un terrain qui réagit mal contre la tuberculose et sera facilement terrassé par l'infection nouvelle.

La tuberculose est la fin d'une bonne partie des diabétiques. Lasègue et beaucoup d'autres en sont des exemples. Ce qu'il y a de plus grave dans le cas particulier, comme le fait toujours remarquer avec insistance M. Tapret, c'est que le diabétique réagit extrêmement peu au bacille de Koch, en sorte que la maladie évolue froidement, insidieusement, fait des ravages étendus qui ne sont, qui n'étaient (surtout autrefois quand la chose n'était pas établie) reconnus que par hasard et toujours tardivement. Conclusion : il faut surveiller les poumons du diabétique, comme ses urines, sa peau, ses gencives.

La maladie bronzée d'Addison, qui n'est pas encore connue dans son essence, a semblé, dans quelques observations, causée uniquement par la tuberculose des capsules susrénales.

Enfin, toutes les cachexies, cirrhoses, toutes les variétés de cancer, etc., ont fréquemment pour épilogue la tuberculose pulmonaire chronique.

Maladies constitutionnelles. — Les malades atteintes (ce sont le plus souvent des femmes) de *rétrécissement mitral* pur, ont fréquemment l'aspect de tuberculeuses. Mais ce n'est là qu'une apparence : Lorsqu'en effet, la tuberculose pulmonaire chronique se rencontre sur un tel terrain, les conditions hydrauliques du passage du sang du poumon dans le cœur sont telles, qu'il y a toujours stase sanguine dans le poumon ; or, c'est sur cette considération que s'appuie le professeur Potain, pour expliquer la marche très lente, toujours retardée, la guérison même de la tuberculose en pareil cas. Dans le *rétrécissement pulmonnaire*, affection probablement congénitale, il en est tout autrement, ce qui se comprend aisément quant on songe à l'état d'anémie permanente dans lequel se trouve constamment plongé le poumon par l'exiguité du calibre de son unique vaisseau fonctionnel, dont le débit se trouve par suite considérablement diminué.

Aussi, dans ces conditions, la tuberculose est-elle fréquente et son évolution rapide.

Si la tuberculose est incitée par de nombreux états pathologiques, elle ne reste pas en retour : Babès et Kalendezo de Bucharest, ont montré des lésions tuberculeuses porte d'entrée de la fièvre typhoïde, de l'entéro-hépatite suppurée, de l'infection hémorrhagipare, etc.

Tuberculose dans l'armée.

Nous avons tenu à envisager, dans un chapitre spécial, l'importante question à la tuberculose dans l'armée.

Pour ce faire, manquant d'observations personnelles, nous avons eu recours à l'excellent ouvrage si bien documenté de M. Marvaud. « (Les maladies du soldat, Alcan 1792). La tuber-
« culose, nous dit-il, page 211, est une des affections les plus
« *communes* et les plus *meurtrières* parmi les soldats ; aussi
« est elle observée journellement dans les hôpitaux militaires
« comme dans les corps de troupes où elle constitue une des
« principales causes d'indisponibilité, de réforme et même de
« de mortalité.

Il y a quatre phthisiques sur mille hommes, mais un seul succombe au régiment, les trois autres vont, après réforme, mourir dans leurs familles.

Des statistiques du même auteur, il résulte que « malgré les sélections opérées avant et après l'incorporation » la léthalité l'emporte de un pour mille sur la population civile âge correspondant.

En étudiant les variations suivant les corps d'armée il constate que :

La Tunisie donne une proportion de 2.5 (décès + réformes) sur 1.000 h.

Algérie...............	3.83
Différents corps :	
Gouvernement de Paris.	7.42
10e corps.............	8.25
3e corps..............	10.42

La proportion des tuberculeux est moins élevée en Tunisie et en Algérie qu'en France. Ici, le centre et le midi sont plus favorisés que le nord et le littoral de la Manche et de l'Océan.

Dès 1885, Godelier avait remarqué que l'infanterie est plus atteinte; M. Marvaud obtient en effet le chiffre de 6.39 (décès + Réformés) sur 1.000 h.; c'est elle, dit-il, qui offre avec les sapeurs-pompiers les proportions d'élimination par tuberculose la plus considérable.

La mortalité, suivant l'ancienneté, est intéressante à considérer.

Durée du service.		Age des soldats.	
Moins de un an.....	1	20 ans et au-dessous.	1.11
1 à 3 ans.........	2.54	21 à 22.............	1.23
3 à 5 —	1.45	23 à 24.............	1.01
5 à 7 —	1.42	24 à 26.............	0.91
7 à 10 —	1.40	27 à 30.............	0.45
10 à 14 —	2.80	21 à 34.............	3.07
+ 14 —	2.73	+ 34.............	3.65

Ces deux tableaux indiquent une augmentation jusqu'à 22 ans, puis une diminution jusqu'à 30 ans et au delà une augmentation progressive « à mesure que le soldat reste plus long- « temps au service, ce qui contraste avec ce qu'on observe « dans la population civile où la mortalité par phthisie offre « une diminution progressive et graduelle. » M. Marvaud nous fait connaître les influences spéciales au soldat, quant à l'étiologie :

1° Séjour dans les grandes villes ;

2° La vie en commun ;

et termine en proposant trois moyens de prophylaxie :

1° Élimination, au moment de l'incorporation, de tous les jeunes gens atteints de tuberculose ou paraissant susceptibles de devenir tuberculeux ;

2° Après l'incorporation, élimination prompte de l'armée, de tous les sujets qui offrent les premières atteintes de la maladie.

3° Recourir aux principales mesures indiquées par l'hygiène pour empêcher le développement et la propagation parmi les soldats de cette affection contagieuse.

ETIOLOGIE

Le bacille étant la cause officiente de la maladie, nous devons rechercher où il se trouve, comment et pourquoi il pénètre dans l'organisme.

Tandis qu'il est bien établi que l'eau est le lieu d'habitat ordinaire et le véhicule, à l'état libre, du bacille d'Ebetta de la fièvrc typhoïde, il ne semble pas que celui du bacille de Koch soit connu. On sait seulement qu'il se rencontre dans les poussières des endroits souillés par l'expectoration et les excreta des tuberculeux, ainsi que par leurs cadavres.

On devient tuberculeux parce que, ayant une ou plusieurs des conditions énumérées au chapitre *Prédisposition*, on vient à recevoir le bacille par :

I. Inhalation d'un air contenant des particules souillées.

II. Ingestion d'aliments contaminés :

Lait ;
Viande ;
Aliments divers.

III. Inoculation directe : Piqûre accidentelle, anatomique, vaccinifère, inoculation sur une surface dénudée.

Ces trois modes de pénétration déterminent des tuberculoses d'origine externe ou exogènes.

Mais, une première lésion contractée par le troisième mode, surtout, et d'abord localisée et longtemps, peut tout à coup devenir le point de départ d'une poussée qui est dite endogène. Cette remarque est importante parce que, bien que la lésion initiale ait été contractée par l'un des trois modes, la nouvelle, dont elle a été le point de départ, s'effectue par la voie vasculaire, ce qui lui donne un caractère particulier.

C'est la tuberculose endogène ou d'origine hématique.

L'infection fœtale maternelle reconnait cette même voie.

I. *Inhalation*. — L'inhalation est le mode d'infection auquel on peut le moins se soustraire : poussières des voies publiques, des cimetières remuées par les lombrics, des salles de réunion (concerts, bals, spectacles, salles d'attentes, véhicules), appartements particuliers, parquets, murs, meubles, rideaux, tentures, etc. ; voisinage des tuberculeux, leurs vêtements et tous les objets leur appartenant et à leur usage.

Ici, l'homme le plus soucieux de son hygiène sera impuissant à se protéger, si les pouvoirs publics ne lui viennent en aide.

Nous retrouvons ici un nom français, illustre dans l'histoire de la tuberculose.

II. *Ingestion*. — C'est Villemin, en effet, qui, dès 1868, a démontré la possibilité de la contagion par ingestion et mis en évidence l'identité (niée par Wirchow) de la tuberculose humaine et de la tuberculose bovine et, par là, la nocuité des viandes contaminées.

L'Ecole vétérinaire de Lyon a établi, dans la suite, expérimentalement la tuberculisation des bovidés par les produits de la bacillose humaine et la vérité de la réciproque.

Les vaches, exploitées pour la production du lait, sont fréquemment atteintes de pommelière et cela, non seulement dans les vacheries, mais aussi parfois, quoique plus rarement, il est vrai, dans les pâturages.

« Il y a beaucoup d'incrédules qui haussent les épaules en « souriant quant on parle de contagion par le lait et pour qui « prendre la précaution de bouillir le lait semble superflu. »

« Dans son récent livre sur les tuberculoses animales (p. 123) « le docteur Nocard rapporte cependant quelques exemples « qui pourraient convaincre les plus sceptiques :

« Le docteur Gosse, de Genève, fils et petit-fils de médecins, « a perdu, en 1893, une jeune fille de 17 ans ; jusqu'à la fin de « 1892, elle n'avait jamais présenté le moindre signe qui pût « faire soupçonner l'existence de la tuberculose, mais, vers les « premiers mois de 1893, elle se mit à dépérir ; pendant dix « mois, tous les médecins des Genève l'examinèrent sans « pouvoir reconnaître la cause. Elle mourut. Le docteur Gosse « eut le courage de faire l'autopsie, il reconnut l'existence de « tubercules intestinaux et mésentériques.

« L'hérédité ne pouvait être mise en cause ; la localisation « permettait d'incriminer l'origine alimentaire. La famille allait, « en effet, le dimanche, dans une campagne où la jeune fille « prenait du lait qu'on venait de traire.

« Après l'accident, on examina les cinq vaches qui s'y trou- « vaient : quatre étaient tuberculeuses. »

Le docteur Gosse n'hésita pas à porter ces faits à la connaissance de ces concitoyens, et, dans une lettre adressée au *Journal de Genève*, il réclama, au nom de la santé publique, l'organisation d'une inspection sérieuse des vacheries.

Revue de Tuberculose, année 1895, page 86.

« Considérable, vraiment, semble être le rôle de l'alimenta- « tion lactée artificielle dans l'infection de l'enfant.

« Quand nous constatons la fréquence déplorable de la bacil- « lose humaine du premier âge et que nous lui opposons la « rareté, partout affirmée, de la bacillose chez le veau et nom- « bre de petits animaux, bacilliphiles pourtant, nous ne pou- « vons nous empêcher de nous demander si cette différence, « toute à l'avantage de l'animal, ne tient pas, principalement, « d'une part, à ce que l'allaitement artificiel tend à remplacer « l'allaitement naturel, d'autre part, à ce que, trop souvent, « l'élevage est plus mal compris pour le nouveau-né que pour « le produit des animaux domestiques »? LANDOUZY.

Le rôle néfaste du lait provenant de vaches tuberculoses, bien établi par Villemin, contre-vérifié par les Ecoles vétérinaires, appuyé de nombreux témoignages classiques dont nous n'avons cité que deux, des plus frappants, il est vrai, celui du docteur Gosse, et celui du sagace observateur clinique qu'est le Professeur Landouzy, est donc incontestable.

Non moins incontestable, non moins évidemment établi est celui des viandes (bœuf, porc, lapin, mouton, volaille).

La grenouille infectée a donné des inoculations positives à Havara du Caire, dans sa thèse de Lyon 1892 ; de même que le triton.

Enfin il y a de nombreux exemples d'animaux domestiques (chiens, chats) contaminés pour avoir ingéré les reliefs de la table de leurs maîtres tuberculeux.

Il y a toujours moyen de se sauvegarder, au moins dans une large mesure ; c'est de rejeter les aliments suspects et de stériliser les autres par une cuisson suffisante.

Notons un dernier détail à propos de l'alimentation avant de quitter ce chapitre : Le poisson n'est pas tuberculeux spontanément, on a donc toute sécurité de ce côté.

L'expérimentation a montré à M. Combemale, de Lille, que le poisson pouvait recevoir et garder le bacille tuberculeux, mais que celui-ci ne s'y développait pas en raison de la température. De plus, il y perd son pouvoir virulent et les inoculations ont toujours donné des résultats négatifs.

Revue de Tuberculose de 1893, page 218.

III. *Inoculation.* — L'inoculation est fréquemment réalisée par les piqûres anatomiques : observations de Torkomian de Scutari (Congrès de 1888, comptes rendus, page 272).

Verneuil, Maisonneuve, Chauveau ont eu, tous trois, une piqûre qui guérit sans devenir infectante.

L'observation de Verchère relate un fait analogue.

Il résulte de cet accident tantôt une ulcération ou une gomme serofulo-tuberculeuse de la peau, tantôt une tuberculose éloignée ou généralisée, suivant la résistance des organes, de l'individu, en un mot suivant le terrain.

Sans insister sur un tel point, nous devons cependant mentionner que Dewere, dans la *Revue de Médecine* d'avril 1892, a signalé des cas nets d'infection par les insectes qui fréquentent les lits des familles peu soigneuses.

Toujours par inoculation, une infinité de modes de contagions sont possibles :

Par exemple, on conçoit qu'un enfant qui s'est fait une blessure quelconque puisse s'infecter en jouant avec un de ses petits camarades atteints lui-même d'adénité suppurée, d'ostéite avec fistule, de carie du rocher avec otorrhée, etc.

De même s'expliquent certains cas de contagion génitale.

Quant à préciser, dès l'abord, si la lésion restera limitée ou, au contraire, se généralisera, c'est là un point qu'on ne saurait affirmer, cependant on fera toujours bien de se tenir sur la défensive en vue d'une généralisation possible.

CURABILITÉ

La tuberculose est curable et souvent spontanément. Cette assertion, vérifiée par nombre de cliniciens aujourd'hui, est appuyée de l'autorité des plus grands noms : Bouchard, Jaccoud, Hérard, Cornil, Charcot, Grancher, Brouardel et nombre d'autres.

C'est là le point capital de la question, c'est le meilleur garant que nous ayons de la valeur des différents modes de traitement qu'il y a lieu de mettre en usage.

Dès lors que la maladie peut régresser d'elle-même, nous sommes autorisés, en cherchant à provoquer cette régression, par les moyens qui sont en notre pouvoir, à espérer le succès de notre entreprise, et c'est ce qui aura lieu le plus souvent.

Nous avons vu au chapitre des études directes, de l'anatomie pathologique, par quelles phases passait la lésion, pour disparaître ou se cicatriser voyons ici ; comment et pourquoi ceci a lieu.

Nous savons déjà que deux individus, placés dans des conditions de contagion identiques, peuvent résister différemment au point que l'un, par exemple, parcourra toutes les phases de la maladie, tandis que l'autre ne présentera aucun symptôme morbide. C'est un fait que tous ceux qui observent ont pu constater, sans même le secours d'aucune connaissance médicale. Cette résistance absolue à la maladie, d'une part, sa curabilité spontanée, d'autre part, nous démontrent la présence dans l'organisme, d'une force active inhérente, capable de lutter avec succès contre l'insultus infectant. C'est cette force à laquelle le Dr Lannelongue, un des combattants, parmi les glorieux, de la lutte contre la tuberculose, rappelle toujours dans son enseignement d'une façon si éloquente.

Quelle est-elle, cette force ? A la vérité, nous l'ignorons, nous ne la connaissons pas dans sa forme, mais nous avons le droit de présumer sa nature.

Et bien, quoique, de prime abord, cela paraisse une vaine tautologie, nous dirons que cette force c'est la *santé*.

En effet, les cellules des tissus de l'homme sain, et tout spécialement, les leucocytes ou globules blancs du sang, ont une propriété bien mise en évidence par le savant russe Melchnikoff (sur la lutte des cellules de l'organisme contre l'invasion des microbes, annales de l'Institut Pasteur, 1887-321) du laboratoire Pasteur, qui est de détruire, (digérer ?) les microbes envahisseurs. Cette propriété si magistralement étudiée sous le nom de Phagocytose en 1887 et qui, longtemps, régna seule dans la science, a été un peu abandonnée ces derniers temps par suite des résultats qu'à donnés l'étude chimique des liquides de l'organisme.

A la vérité, ces deux notions d'action microphage des cellules, et microbicide des liquides vivants de l'homme sain, ne sont nullement antagonistes mais plutôt connexes : Elles se complètent l'une l'autre.

Les liquides organiques normaux sembleraient plus spécialement neutraliser les produits toxiques élaborés par les microbes, produits toxiques qui ne sont pas un des moindres éléments du danger de l'infection; le microbe étant souvent plus à craindre par ses toxines que par sa présence.

Il y a là, contenue dans ces faits, toute la doctrine de la vaccination. Quand on songe à l'immense portée de la découverte du grand observateur que fut Jenner en sa qualité de médecin d'épidémie, quand on réfléchit qu'il suffit d'inoculer la vaccine à un individu pour le mettre à l'abri de la variole et de ses ravages et quand on constate que depuis lui rien d'analogue n'a été trouvé contre ces maladies qui, comme le rhumatisme, la syphilis, déciment les peuples à merci, on serait tenté de se laisser aller au découragement, n'était une foi ferme dans les travaux de laboratoire de savants consciencieux.

Autre chose en effet est l'immunité assurée à l'homme sain par la vaccination, autre chose est la guérison cherchée chez le malade par l'inoculation de produits toxiques attenués.

Par cette méthode, qui a donné, entre les mains de Pasteur, de si beaux résultats pour la rage, le tétanos, etc., de Behring et de Roux pour la diphtérie, de Marmoreck pour les maladies à streptocoques, on obtient chez le malade une atténuation des symptômes morbides et parfois la guérison, mais jamais le malade n'est mis à l'abri d'une nouvelle attaque ultérieure de la maladie, tandis que ce résultat est obtenu par la vaccine pour la variole, et par la variole pour elle-même.

Ceci nous amène à cette conclusion qu'il y a des maladies vaccinantes par elles-mêmes (c'est-à-dire, ne récidivant jamais chez un individu qu'elles ont une première fois visité) dont la fièvre typhoïde; mais la syphilis surtout, est après la variole, le plus bel exemple et d'autres non vaccinantes comme la diphtérie, et les maladies à streptocoques, l'érysipèle en particulier, qui a une si remarquable tendance à la récidive même périodique.

Dans ces conditions, il semble que la vraie vaccination, celle *ante morbum*, doive être exclusivement recherchée contre les maladies auto-vaccinantes, tandis qu'on devra rechercher seulement les toxines attenuées (serum curateur) *inter morbum* (pour le malade) contre les maladies à récidives.

Ceci posé, dans quelle classe faut-il ranger la tuberculose?

Bien qu'aucune autorité ne se soit spécialement attachée à cette démonstration, la tuberculose ne paraît pas vaccinante: Un malade guéri d'une première invasion peut succomber très longtemps après à une nouvelle attaque. (Il est vrai qu'on pourrait toujours alléguer qu'il y a eu guérison clinique, mais microbisme latent et qu'une dépression quelconque a permis au microbe de prendre à nouveau l'offensive: l'argument serait plus spécieux que réel).

Du reste cliniquement et pratiquement, la tuberculose n'est pas vaccinante:

Ainsi, tandis qu'un hérédo-syphilitique ne prendra jamais la syphilis, vacciné qu'il est de par l'hérédité, un hérédo-tuberculeux, qu'un traitement hygiénique bien entendu, et par dessus tout la séparation de sa famille, aura mis à l'abri de l'évolution de la tuberculose, peut s'infecter ultérieurement à l'âge adulte, comme n'importe qui, et mieux, et plus facilement.

Donc, la meilleure vaccination au moyen de laquelle nous chercherons à préserver de la tuberculose, ce sera la lutte contre toutes les causes d'affaiblissement que nous devrons nous efforcer de combattre par des moyens appropriés au cas particulier du sujet considéré et suivant le ou les organes défaillants. Il y aura également lieu, chez le malade menacé, mais non encore atteint, d'éviter, par tous les moyens possibles, la contagion.

Si, par un moyen quelconque, on arrivait à détruire tous les bacilles de Koch (et en admettant que celui-ci ne puisse dériver d'un autre par modification morphologique), il est clair que la tuberculose disparaîtrait. C'est donc là le but que devront s'efforcer de poursuivre les conseils d'hygiène et les commissions des pouvoirs publics éclairées par les premiers.

Mais si la poursuite de l'extinction du bacille doit être l'idéal de l'hygiéniste et du législateur surtout au point de vue prophylactique, différente sera la conduite du médecin praticien en face du malade tuberculeux avéré.

Les moyens diplomatiques que l'on peut mettre en œuvre pour éviter un conflit avec une puissance étrangère, ne sont, évidemment, plus de mise quand l'ennemi est à nos portes, ou dans nos murs.

Il y a cependant des médecins qui semblent croire à l'action efficace des produits microbicides.

C'est là une notion extrêmement préjudiciable au malade, car, en admettant que la destruction de tous les microbes fut réalisée (or, quand on constate que, dans les hôpitaux, la destruction des insectes des lits, pourtant possible, n'a jamais été obtenue ; que des bâtiments infestés de rats, ont dû être démolis, on se demande si on peut espérer un seul instant atteindre *directement* et *individuellement* chaque microbe établi dans les profondeurs de l'organisme depuis le poumon jusqu'au foie, du péritoine aux méninges, sans compter les nombreuses chaînes lymphatiques intermédiaires) il lui arrivera encore certainement de rencontrer de nouveau l'agent infectieux soit chez d'autres malades, soit dans la rue ou dans tout autre endroit souillé, et son organisme qui tolérait le bacille, le tolèrera encore; voici, de nouveau, la maladie en évolution après une courte trève.

Tandis que si nous cherchons à rendre l'organisme du malade réfractaire au bacille en relevant son niveau de vitalité, oh alors, la chose deviendra très simple : nous n'aurons plus besoin d'aller tuer chaque microbe, c'est le malade lui-même qui, par ses leucocytes et ses secrétions cellulaires, détruira immédiatement les envahisseurs au fur et à mesure qu'ils se présenteront.

Vraisemblablement, c'est là ce que chacun de nous, qui ne sommes pas tuberculeux, réalisons à tout instant de notre existence; car, à Paris notamment, nous avons dû, à chaque pas, rencontrer le fameux et redoutable microbe, pourtant....

Dans ces conditions, et étant données les idées que nous avons sur la tuberculose, nous n'énumérerons pas la fastidieuse liste des traitements qui ont été proposés. Tous, d'ailleurs, peuvent donner des résultats pourvu qu'on leur adjoigne un régime sévère, hygiénique, tonique et fortifiant qui est l'élément capital, la clef du succès.

Les différents moyens de traitement peuvent être groupés comme il suit :

Ingestion.
Inhalation.
Friction.
Injection générale :
 Médicaments : gaiacol.
 Sérums : tuberculine ;
 — S. du Pr Ch. Richet ;
 — S. de Bernheim.

Injection locale :

Chlorure de zinc, du docteur Lannelongue.

Etheriodoformé.

Intervention chirurgicale.

L'ingestion est le mode le plus ancien et encore le plus fréquemment employé pour l'administration des médicaments ; la créosote, le tannin, l'iodoforme, l'acide borique, l'arsenic sont surtout prescrits.

Les substances ingérées deviennent parfois irritantes pour l'estomac et ne sont plus tolérées; or, s'il est un organe qui doit être placé au premier plan de la ligne de défense du malade, c'est certainement l'estomac; d'autres fois, il y a accoutumance, d'où diminution d'action, et nécessité d'augmenter les doses, ce qui nous fera retomber dans le premier inconvénient.

En outre le traitement devant toujours avoir une certaine durée, il nécessitera des cessations et des reprises intermittentes.

L'inhalation (fulmigations, pulvérisations) est un procédé qui consiste à diriger dans les voies respiratoires des substances médicamenteuses à l'état de gaz ou de vapeurs.

Les anciens avaient déjà remarqué l'action favorable exercée par les forêts de pins; cependant, ce n'est guère que dans ces derniers temps que ce mode de traitement a été appliqué d'une façon suivie :

Un appareil des plus perfectionnés, dans l'espèce, est celui que M. Tapret a fait installer à Saint-Antoine. La cloche, comme on l'appelle, permet aux malades d'inhaler, pendant des heures, un air chargé de créosote, leur assurant ainsi les bénéfices du médicament, sans irritation gastrique.

Les frictions de pommades médicamenteuses, iodurées en particulier, sur les ganglions en particulier, ont donné des résultats, à longue échéance, avec l'aide du régime, et permis d'éviter souvent les cicatrices résultant de l'ablation ou de la suppuration de l'adénite.

Les badigeonnages de teinture d'iode sont d'usage général.

La méthode d'injection est appliquée dans deux conditions différentes :

Tantôt on injecte une substance destinée à être absorbée dans la circulation générale ; tels, les liquides de Brown-Séquard et de d'Arsonval employés en 1890 dans le service du docteur Dumontpallier, les différents sérums du professeur Richet, de Bernheinm, la tuberculine de Koch etc. ; tantôt, au contraire, la substance est destinée à agir localement sur les tissus malades ; telle est la méthode sclérogène du professeur Lannelongue, méthode qui a donné de si beaux résultats dans les lésions osseuses et articulaires en déterminant la cicatrisation des tissus malades, en « aidant la nature qui ne demande qu'à guérir. » avec le concours, inséparable toujours du traitement général ; telle est aussi la méthode des injections d'éther iodoformé dans les poches froides.

Ce dernier mode de traitement nous servira de transition entre les traitements médicaux et le traitement chirurgical.

A la vérité, la pratique de l'antisepsie, les progrès du manuel opératoire permettent de tout entreprendre ; l'ablation des ganglions suppurés est courante, de même celle des séquestres osseux profonds dont l'élimination spontanée est lente et difficile ; il est nécessaire, avant de rechercher la cicatrisation, de séparer le mort du vif ; c'est même, là, le premier temps obligatoire de toute thérapeutique.

Aujourd'hui, ces petites interventions ne comptent plus ; on va au delà ; on enlève les cavernes pulmonaires.

Cependant des chirurgiens, à l'esprit médical, comme le professeur Lannelongue, confiants dans la tendance à la guérison naturelle, qu'il faut seulement aider, peuvent dire avec l'illustre et regretté Verneuil que les chirurgiens sont des « opérateurs dont l'action pourrait déjà et devra, dans la suite, « être de plus en plus restreinte en faveur des médications « conservatrices ».

IIIe Congrès de la Tuberculose, discours d'ouverture du professeur Verneuil.

HYGIÈNE

La tuberculose, très ancienne quant à son origine, présente à travers les âges sans grande distinction de climat ou de race, une inquétante tendance à la généralisation. Il semble que son extension augmente chaque jour et soit fonction de la condensation des masses et de la civilisation (Laucereaux); mais si, comme du « mal terrible » que le ciel dans sa fureur envoie, beaucoup étaient frappés, tous ne mourraient pas !

Nous sommes arrivés dans le précédent chapitre à cette conclusion que de tous les traitements à opposer à la maladie, un surtout devait toujours avant tous les autres et concurremment avec eux être mis en usage ; l'hygiène.

L'hygiène : voilà le seul agent préventif et le meilleur médicament curatif de la tuberculose.

Nous indiquerons rapidement en quoi doit consister pour le malade :

L'alimentation ;
L'exercice ;
Le vêtement ;
L'habitation ;

Des règles concernant chacun de ces points ont été fixées

depuis longtemps par tous les hygiénistes, les thérapeutes et les cliniciens ; nous aurons du reste l'occasion de nous étendre davantage sur cette qusstion en étudiant la prophylaxie.

Le tuberculeux doit manger, se promener, ne jamais se fatiguer, et dormir.

Tout d'abord et avant tout le tuberculeux doit manger ; il faut qu'il se nourrisse (1).

Alimentation. — Ici, comme dans les médicaments, il n'y a pas de spécifique, on donnera une nourriture saine, abondante, variée, substantielle et agréable. Il faut éviter de dégoûter le malade en lui faisant absorber des quantités énormes de viandes crues, de poudres de viande dont l'abus aura un résultat certain : suspendre l'alimentation. Donc, en somme, la nourriture de l'homme bien portant, mais variée au gré du malade et absolument saine rigoureusement, c'est-à-dire sans danger d'infection nouvelle.

Les repas devront être réguliers et fréquents.

Le lait et la viande de provenance non suspecte, des œufs frais et des légumes divers les constitueront, ainsi que du poisson.

Le beurre, la glycérine, l'huile de foie de morue, mais à la condition d'être supportés sans dégoût, seront de précieux auxiliaires de l'alimentation.

Les moindres troubles digestifs du côté de l'estomac ou de l'intestin devront être traités sans retard, de même les lésions dentaires et les ulcérations buccales.

Comme boisson, des vins de bonne qualité ou de la bière en quantité suffisante, sans excès toutefois.

(1) L'alimentation chez le tuberculeux a pour but non seulement d'aider le malade dans la lutte contre la maladie mais encore de réparer les pertes subies par l'organisme dans l'expectoration, les sueurs, les urines, la fièvre.

L'alcool, dont l'action est contestée par certains cliniciens, est cependant très bon comme aliment d'épargne et comme médicament : J'ai toujours vu, M. Tapret le prescrire abondamment, avec bénéfice.

Exercice. — Après le repas, le malade peut se promener ou au contraire se reposer, mais alors, au grand air, dans des endroits exposés au midi, protégés contre les vents froids du nord et de l'est.

Les promenades ne devront jamais être poussées jusqu'à produire la fatigue, un repos suffisant devra les interrompre dès que celle-ci se fera sentir.

Le docteur Knopf, dans son remarquable travail (Paris 1894-1895) insiste beaucoup sur la gymnastique respiratoire ou orthopnéïque qu'il recommande aux malades tant au repos qu'à la promenade.

Ces mouvements, bien décrits par M. Knopf, consistent en inspirations très complètes, utilisant toute la capacité du poumon, suivies d'expirations lentes : la pratique de cette gymnastique orthopnéïque a pour but de maintenir en éveil toute la vitalité pulmonaire souvent en torpeur chez les malades.

Sur la question hydrothérapique il y a lieu d'être très réservé ; c'est d'ailleurs un des points pour lesquels il y a lieu de tâter le malade. Le docteur Knopf préconise beaucoup ce mode de traitement qu'il borne, il est vrai, aux affusions froides. Nous le répétons, il y a ici des susceptibilités individuelles à explorer.

Vêtement. — Le vêtement du tuberculeux doit couvrir le malade, le protéger contre la déperdition de chaleur en hiver, ou le calorique rayonnant en été, le tout sans le gêner.

C'est là l'idéal du vêtement, dans sa notion primitive, mais la mode nous a, dans cette voie, tant éloignés de cette destination première qu'il peut devenir utile et même nécessaire de la rappeler. C'est le cas, ici. Le malade évitera surtout le froid aux pieds et à la tête.

La question de la flanelle et des bas de laine sera résolue suivant les aptitudes individuelles; mais dans la classe pauvre, ce genre de vêtement est impraticable en raison de l'onéreux entretien qu'il nécessite. Chacun de nous a pu constater à l'hôpital l'état du fameux gilet de flanelle, qui n'est le plus souvent qu'une loque vermineuse; ce n'est pas sans de grandes difficultés que le personnel parvient à arracher ce vêtement au malade: celui-ci prétendant qu'il va « attraper un refroidissement ». Inutile de dire qu'il porte, sur son thorax, les stigmates flanellaires.

Habitation. — L'habitation du tuberculeux (nous aurons exclusivement ici, sa chambre) doit être large, spacieuse, aérée, baignée par le soleil, exposée au midi ou à l'occident, non humide naturellement. Les fenêtres hautes et larges, sans tentures superflues ne seront jamais closes ; ouvertes toute la journée, pendant que le malade est dehors en promenade ou au repos, les battants en seront juxtaposés seulement dans la saison froide pour la nuit. (Il y a en outre une série de modes d'aération : lames imbriquées, vitraux perforés, etc.,) une coiffure, un paravent soustrairont le malade à l'action directe du courant d'air. On s'efforcera de maintenir une température constante d'environ 16° au moyen du foyer.

Le sol, les murs devront être en parfait état de propreté, on évitera les tapis en excès dont le nettoyage journalier, absolu est irréalisable : il y a là une cause de mauvaise hygiène pour le malade et un danger de contagion pour l'entourage.

Le malade ne devra jamais expectorer, ni à terre, ni dans un mouchoir, mais toujours et exclusivement dans un vase destiné uniquement à cet usage et contenant du liquide. (Voir chapitre : *Prophylaxie.*)

Le tuberculeux, sauf le cas de fièvre, d'hémoptysie ou autres accidents aigus, ne séjournera dans sa chambre que le temps du sommeil nocturne.

Climat. — Dans quel climat le malade doit-il fixer sa résidence?

Grave question, contradictoirement résolue et qui me semble comporter différentes solutions.

D'abord, et ici tout le monde est d'accord, les tuberculeux doivent quitter les villes, quelle qu'en soit la situation géographique et météorologique ; ils doivent éviter les climats chauds et humides, à eux tout particulièrement funestes.

Ils choisiront des stations à température constante, mais peu élevée. Il y a lieu, à ce point de vue, de tâter son malade et, sauf accidents aigus, de le maintenir dans le climat le moins élevé qu'il peut supporter.

Plus un malade tolère facilement une température relativement basse, plus il a de chances de guérison ; dès qu'au contraire il recherche la chaleur, c'est qu'il réagit mal, que l'organisme est sur le point de succomber dans la lutte contre le bacille.

On a dit et écrit que le séjour marin était absolument contre indiqué dans les formes viscérales et pulmonaires en particulier. Il est vrai que certains malades ainsi frappés supportent mal le séjour marin, mais il en est, dans les mêmes conditions, qui n'éprouvent aucun accident. A ces derniers il importe de conseiller de persister dans les stations marines, de façon à en retirer tout le bénéfice qu'elles peuvent leur offrir (voir la relation de Calmette sur Belle-Isle-en-Mer). (Page 22.)

Enfin, pour ceux à qui le séjour marin réussit mal, restent les stations d'altitude ; le professeur Jaccoud a bien tracé, dans ses grandes lignes, les principes relatifs à la cure des tuberculeux dans les climats de montagnes.

(*Semaine médicale* 1887.)

En résumé (et comme pour beaucoup d'autres maladies), il n'y a pas un tuberculeux, mais des tuberculeux ; chacun comportant une foule de considérations individuelles qu'il est du rôle du médecin d'examiner avec soin afin d'instituer pour chaque malade le traitement qui lui convient spécialement.

PROPHYLAXIE
TRAITEMENT PRÉVENTIF
MESURES SANITAIRES

S'il appartient au médecin de rechercher la guérison du malade, c'est aux Pouvoirs publics qu'incombe la tâche de prendre les mesures propres à faire disparaître la menace incessante de cette maladie microbienne endémique et contagieuse.

Pour ce faire, il y a lieu de faire respecter partout les règlements sanitaires généraux déjà existants, d'en élaborer quelques-uns nouveaux précis, et d'établir une surveillance rigoureuse relative à l'exécution de leurs prescriptions afin que toute constatation d'infraction reçoive une sanction légale.

Il importe tout d'abord de reconnaître la tuberculose à son début, afin de prescrire au malade un traitement convenable et de préserver l'entourage dans toute la mesure du possible.

Nous n'avons nullement l'intention de faire instituer des visites domiciciliaires inquisitoriales dans les familles ; encore que faire ici ce qui se fait pour le choléra ou la variole ou la diphthérie ne serait déja pas si déplacé, étant donné que la proportion des victimes est infiniment plus considérable. Néanmoins, il faut compter avec les préjugés. Il n'y a guère en Europe que la Turquie (Knopf) où la phthisie soit reconnue officiellement comme une maladie contagieuse (1).

(1) L'Espagne a compris que, pour éviter à ses colonies la tuberculose, il fallait que la loi défendit l'émigration aux tuberculeux.

Il est bon d'isoler le tuberculeux pour lui et pour la société.

Pour ce faire, il n'est pas besoin de l'incarcérer, mais simplement de préparer des établissements à la porte desquels il pourra venir frapper, où il sera toujours accueilli et où il trouvera le maximum de chances de guérison.

Hospitalisation des Tuberculeux. — Ici, se place tout naturellement la question de l'hospitalisaion dans les hôpitaux de Paris.

Si le tuberculeux doit être, autant que possible, soustrait à la société bien portante, ce n'est pas, assurément, pour être offert en foyer de contagion permanente à la population laborieuse, active et malade de Paris et du département de la Seine, qui vient demander à l'hôpital quelques jours de repos, d'hygiène et de salubrité avant tout, puis de soins et de médicaments, s'il y a lieu ; d'autant que nous savons que c'est surtout dans ces moments de dépression de l'organisme que, la contagion se présentant, l'infection tuberculeuse se fait le plus facilement.

Si les malades généraux se rendaient compte de ces faits, ils déserteraient totalement les hôpitaux, et avec raison. J'en ai, du reste, vu qui ont demandé leur exeat uniquement pour cette cause : le changement de lit qu'ils avaient demandé pour s'éloigner d'un voisin tuberculeux ne leur ayant pas été accordé.

Le tuberculeux est un danger pour l'hôpital.

Il importe de veiller sur ce point.

Mais le tuberculeux, lui, à l'hôpital, quel est son sort ?

Oh ! la chose est simple.

Le milieu hospitalier n'offre aucun avantage au tuberculeux, mais beaucoup d'inconvénients (agglomération d'individus dans un espace restreint, air confiné, balayage deux et trois fois par jour avec soulèvement de poussières polybactérifères, toilette des lits, nuit troublée par les plaintes des malades et des agonisants, passage des surveillants, nourriture grossière, peu variée), enfin tout ce qu'il ne faut pas. Ajoutons à cela l'indifférence apparente du personnel qui dissimule ainsi une pitié profonde pour la situation lamentable du condamné à qui l'on octroye chaque jour le julep traditionnel et quelques pointes de feu quand les externes ont le temps, et nous aurons le tableau à peu près complet de la situation du malheureux.

C'est une consomption rapide.

Il serait malhonnête de ne pas signaler quelques cas, rares il est vrai, où il n'en est pas ainsi :

Un tuberculeux qui entre avec des accidents aigus peut retirer quelque bénéfice d'un court séjour à l'hôpital, à la condition expresse qu'aussitôt les accidents passés (fièvre, hémophthisie), il sorte immédiatement.

Mais, durant son séjour, il n'en a pas moins été une cause d'infection pour les autres. De plus, le tuberculeux qui est venu solliciter son admission était dans l'impossibilité de se soigner chez lui ; or, à sa sortie, quel bien-être pourra-t-il se procurer : il n'a que le travail qui lui est contraire et souvent impossible, ou la misère. En sorte qu'il ne lui reste que d'aller finir misérablement dans son taudis.

Cet état de choses est navrant et monstrueux, cependant il existe, et sur une grande échelle.

Quelques médecins, guidés par l'intérêt des malades généraux et des tuberculeux, éliminent absolument ceux ci de leur service ; d'aures se laissant toucher par les conditions individuelles d'existence de chaque infortuné phthisique en particulier devenu une charge pour sa famille, un danger pour ses enfants, mourant de faim chez lui, après de longs mois de chômage, le reçoivent toujours. Les uns et les autres ont de véribles luttes de conscience, mues par des sentiments également humanitaires, et c'est toujours avec le désespoir de l'impuissance qu'ils prennent l'un ou l'autre parti, non sans murmurer contre l'impersonnelle administration.

Il y a actuellement, à Paris, dans les hôpitaux, d'après M. L.-H. Petit, bibliothécaire de la Faculté de Médecine, un lutteur militant contre la tuberculose :

4 services où les tuberculeux occupent le 1/2 des lits;
9 — — 1/3 —
4 — — 1/5 —

Les statistiques, ayant pour objet la détermination de ces chiffres, ont surtout été faites dans les services de médecine. Si on pénètre dans les salles de chirurgie, on y trouve des malades avec des lésions chirurgicales tuberculeuses, pour lesquelles ils sont entrés, mais on y rencontre aussi un grand nombre de malades entrés pour une cause quelconque : fracture, hernie, etc., qui présentent soit de la bacillose pulmonaire, soit une autre bacillose viscérale plus ou moins méconnue.

Tout pris en bloc, il y a environ un tuberculeux sur trois malades hospitalisés.

Déclaration.— Or, quand on considère l'extension, le caractère de généralisation d'un pareil fléau, qui dépasse de beaucoup les plus grands sinitres, les épidémies les plus meurtrières de diphthérie, de variole, de choléra, de typhus, de grippe, etc., on s'explique mal que rien ou presque rien n'ait été tenté pour combattre cette cause de dépopulation que des mesures très simples atténueraient considérablement et parviendraient même peut-être à éteindre assez rapidement.

Que l'on ne prétexte pas l'atteinte au secret professionnel du médecin, à la liberté du malade ; ces questions sont tranchées pratiquement depuis longtemps.

En outre, si le médecin se doit à son malade, il se doit aussi un peu, je présume, à l'humanité.

Quant à la liberté du malade, si celui-ci a le droit moral au suicide (ce qui serait pour certains philosophes, la seule supériorité de l'homme sur la bête) mais non le droit civil; il n'a pas le droit de pratiquer l'assassinat ni l'homicide, même par imprudence, et je crois qu'il n'y a rien d'attentatoire à la liberté de conseiller à un malade dans son intérêt et celui de la société, certaines précautions, de lui en faciliter l'exécution si ses moyens ne la lui permettent pas.

Les quelques rares établissements qui ont été créés dans ce but (et combien insuffisants, sont, pour la plupart, dûs à l'initiative privée (Voir Sanatoria).

La déclaration de la tuberculose est obligatoire à New-York depuis plus de deux ans.

Dans le très remarquable rapport établi par l'ancien professeur Cornil, au nom de la commission chargée d'examiner le projet de loi (adopté par la Chambre des députés), ayant pour objet la protection de la santé publique, l'honorable sénateur s'exprime en ces termes :

« Ce qui s'est passé, lors de l'établissement de la liste des « maladies communicables à l'occasion de la loi du 3 novembre « 1892, montre bien la nécessité de la modifier aujourd'hui.

« L'arrêté ministériel, pris en conformité de l'article 15 de « la loi sur l'exercice de la médecine, donne une liste des « maladies épidémiques qui, aujourd'hui, nous paraît incom- « plète. »

(*Arrêté ministériel du* 23 *novembre* 1893).

« Les maladies qui y sont comprises sont : 1° fièvre typhoïde ; « 2° typhus ; 3° variolo-varioloïde ; 4° scarlatine ; 5° diphthérie ; « 6° suette ; 7° choléra ; 8° peste ; 9° fièvre jaune ; 10° dysenterie ; « 11° infection puerpurale (quand le secret n'est pas réclamé) ; « 12° ophthalmie des nouveau-nés ; et le rapporteur terminant « cette énumération, ajoute :

« Cette liste est évidemment incomplète ; on n'a inscrit là ni

« l'érysipèle, ni la rougeole, ni la coqueluche, *ni la tuber-*
« *culose.* »

. . . .

« L'académie de médecine a reculé aussi devant la déclara-
« tion de la tuberculose afin de ne pas porter le trouble dans
« les familles et de ne pas alarmer les personnes qui soignent
« les phthisiques. Cependant, la notion de la contagion de cette
« maladie est entrée dans le public au point que les familles et
« les médecins demandent très souvent à Paris qu'on procède
« à des désinfections d'objets et de locaux contaminés par des
« phthisiques », page 23 et 399.

La tuberculose étant une maladie essentiellement curable, il semble que c'est un devoir de prévenir le malade qui en est atteint, car c'est lui qui sera le meilleur auxiliaire du médecin. Si, au contraire, on cherche à l'égarer, à le tromper comme s'il s'agissait de ces maladies désespérantes, le cancer par exemple, le malade n'apportera aucune ardeur dans l'observation de son traitement, mais seulement du dégoût et de la lassitude.

Quant à la déclaration, il importe, au moins, de l'exiger sans retard comme cause de décès, dans l'intérêt des survivants d'abord, de la Société ensuite, afin qu'une désinfection soignée soit pratiquée immédiatement.

Inspections sanitaires des Ecoles. — Il y aurait, semble-t-il, lieu d'établir, dans toutes les agglomérations d'enfants, c'est-à-dire, dans toutes les écoles des visites régulières de médecins inspecteurs sanitaires. Je sais bien que l'Institution existe, mais je ne sais pas comment elle fonctionne ; en tous cas, c'est d'une façon très incomplète, car j'ai passé personnellement six années dans des écoles (de dix à seize ans), sans jamais avoir vu le moindre inspecteur, médical du moins. Or, il y a une masse de jeunes enfants, de petits parisiens surtout, qui sont porteurs de ganglions cervicaux, par exemple, auxquels les parents, non plus que les maîtres ne prêtent attention jusqu'au jour où ces « glandes suppureront ». Si, cependant au cours des visites régulières (mensuelles par exemple), le médecin inspecteur avait signalé le fait et indiqué un traitement, délivré au besoin un bon pour les médicaments gratuits, l'enfant, se trouvant encore à une période non dangereuse de contagion (puisque le foyer n'était pas ouvert), aurait pu guérir, tout en continuant à venir en classe (1).

La tuberculose, devenue ouverte, par conséquence dangereuse au point de vue contagieux, nécessitant de longs soins, il y aurait lieu d'envoyer les enfants dans des colonies sanitaires, avec écoles, où ils pourraient suivre leur traitement et continuer leurs études.

Les hôpitaux d'enfants, à Paris, où les familles pauvres conduisent les petits malades dès que l'école les élimine, et où ils font un séjour prolongé (qui, pour quelques-uns dépasse quatre années), n'ont pas d'école (sauf pour les teigneux). Il en résulte que des enfants entrés à six ans, sortent à dix sans savoir lire, ou bien entrés à 10 et 12 ans quittent l'hôpital à 14 et 16 ans, sans instruction ni métier (ce qui est un état de choses très déplorable, étant donné leur condition sociale) et avec des habitudes de paresse qu'ils ont prises pendant la durée de leur traitement, passant tout le temps à lire les romans de la bibliothèque aussi que des brochures et publications plus ou moins morales, plutôt moins, que les jours de sorties et de visites répandent entre leurs mains. Rien n'est plus funeste qu'une telle éducation, rien n'est mieux établi pour produire de mauvais sujets.

Aussi la question d'hôpitaux spéciaux pour tuberculeux

(1) « Le Canada et l'Australie ont donné une sanction judiciaire et administrative : on refuse les phthisiques à l'école (Toronto); à Sydney, on inflige une amende de 25 francs à ceux qui crachent dans un bâtiment public ou dans la rue », *Knopf*, page 30.

(notamment pour enfants) se pose-t-elle, impérieuse au double point de vue sanitaire et moral.

Il importerait, du reste, que la surveillance des services dans les hôpitaux, même généraux, d'enfants, fût confiée à des institutrices de qui on exigerait, du reste, les connaissances pratiques qu'ont les surveillantes actuelles.

Dans ces conditions, et avec un personnel subalterne suffisant, ces personnes rendraient de très grands services.

Les inspections médicales scolaires, encore qu'elles ne viseraient que la tuberculose, (elles auraient évidemment dans la pratique, une portée générale), n'en seraient pas moins nécessaires; elles permettraient de reconnaître au début, les lésions osseuses et articulaires comme le mal de Pott (tuberculose des corps vertébraux), le mal de Lannelongue (tuberculose des lames et des apophyses épineuses), la coxalgie, les tumeurs blanches (tuberculoses articulaires) lésions, qui soignées convenablement guériraient presque toujours sans déformation.

Si, au contraire, on abandonne aux parents, surchargés de travail et de famille, le soin du diagnostic, celui-ci sera toujours nécessairement trop tardif, et, longtemps encore, nous verrons des bossus, des boiteux, des infirmes se promener dans la rue, alors qu'il suffirait d'un service d'inspection bien organisé, fonctionnant régulièrement, pour faire disparaître presque complètement, dans l'espace d'une génération, les atroces infirmités (les rachitiques en bénéficieraient également) qui font des êtres inutiles, des bras perdus pour le pays, des femmes perdues pour la maternité ; et on cherche des moyens pour remédier à la dépopulation ! ! !...

Je voudrais voir ces inspections fonctionner non seulement dans les lycées et écoles du gouvernement en des villes, où la médecin guidé par les indications intelligentes des instituteurs et des institutrices, déjà très éclairés, auraient la besogne facile; mais surtout et par dessus tout dans les établissements d'enseignement privé, laïques et religieux, où l'état a le droit de suppléer la surveillance, incomplète et écartée des parents, le devoir de les éclairer sur la santé de leurs enfants, à laquelle ils s'intéressent, au moins autant, je pense qu'au bulletin mensuel de travail, accompagné de la note.

Ces entreprises commerciales mériteraient une surveillance étroite. Il serait bon qu'à chaque bulletin scolaire fût réservée une colonne pour les observations du médecin inspecteur officiel, afin que les parents eussent toute garantie.

Inspection des Produits alimentaires. — Le rôle de l'alimentation joue un rôle considérable dans l'étiologie de la maladie. Mais ici, beaucoup de choses ont été faites.

La surveillance des vacheries au point de vue de la production du lait ou de la viande de boucherie est bien établie, du moins à Paris et dans le département de la Seine.

Seulement il y a encore un trop grand nombre d'abattoirs particuliers dans beaucoup de petites communes des environs de Paris. La proximité des abattoirs de la Villette, la facilité des voies de communication devraient les proscrire, en attendant l'établissement d'abattoirs municipaux où les inspections seraient plus faciles pour les vétérinaires et moins onéreuses pour l'administration.

En outre, en province, à la campagne surtout, les propriétaires de bêtes malades trompent facilement les bouchers, ou mieux s'entendent avec eux pour écouler des produits avariés.

L'administration a cependant beaucoup fait dans cette voie : elle indemnise même les propriétaires de bêtes malades qui les font abattre ; malgré cela il y a encore de nombreuses fraudes. Il faudrait édicter des pénalités rigoureuses, telle, par exemple, l'interdiction pour le contrevenant de reprendre un établissement semblable ou même la vente de produits alimentaires.

« Du moment que le commerçant ne veut pas déclarer loya-
« lement la qualité et la provenance de la marchandise, pour-
« quoi ne pas lui appliquer, avec plus juste raison, la loi
« réservée à la fabrication et à l'émission de la fausse monnaie ;
« n'est-il pas plus criminel de nuire à la santé qu'à la
« bourse ?!! »

Congrès de tuberculose.

Remarquons avec M. Leclainche de Toulouse que le porc n'est pas visé dans la loi sanitaire, relativement à la tuberculose.

(*Revue tuberculose*, 15 juillet 1894.)

Puis, donc que nous ne pouvons avoir de sécurité absolue, pour le moment, bien que cela arrivera, certainement, dans un avenir, assez rapproché, il nous est possible de remédier à cet état de choses, dans une certaine mesure. Il suffit de stériliser la viande par une cuisson suffisante ; le lait, par l'ébullition.

Nous avons vu à l'étiologie l'action du lait (observation du docteur Gosse), page 40.

Allaitement du nouveau-né. — Pour ce qui est de l'alimentation du nouveau-né, il importe de se rappeler que l'alimentation artificielle est toujours une mauvaise chose. Malheureusement, ce mode d'allaitement prend des proportions progressivement croissantes : beaucoup de jeunes femmes ne veulent plus être nourrices, cet état ne leur permettant pas de remplir leurs devoirs mondains qu'elles placent avant leurs devoirs naturels. Or, terribles pour la race, seront les conséquences de l'aberration de ces *demi-mères*, car indépendamment des victimes immédiates (je veux parler, ici, des jeunes enfants qui succomberont en bas-âge), la loi physiologique qui rend l'organe solidaire de la fonction, nous fait entrevoir, dans la génération future, l'atrophie de la glande mammaire chez les descendantes de telles génératrices. Je comprends mal pourquoi les maris auxquels je reconnaîtrais une certaine autorité, dans le cas particulier, permettent autour d'eux de semblables monstruosités.

Il y a, il est vrai, pour les familles très riches. la ressource de la nourrice mercenaire, dont le bonnet orné de superbes rubans est d'un effet très décoratif, si l'on veut, en tous cas, flatteur pour la mère ; nouvelle aberration psychologique.

La nourrice, ignoble institution, prostitution infâme, dont je n'ai jamais pu ni accepter ni excuser l'existence. Comment admettre que la Société permette qu'une femme de la campagne, bien portante, qui vient de mettre au monde un enfant robuste et ne demandant qu'à vivre, sacrifie cet enfant, qu'elle abandonne à des mains étrangères et stipendiées (dans lesquelles il succombera 95 fois sur 100 à une entérite quelconque, par suite d'alimentation grossière et au défaut de soins), pour venir à Paris ou dans une ville, altérer sa santé, prostituer son lait et son sang à l'élevage de quelque petit étiolé, qui ne sera, la plupart du temps, qu'un être inutile, mais qui aura coûté la vie à un robuste paysan.

Il y a tant de monstruosités logiques et morales qu'on ne comprend pas comment un tel état de choses a pu s'établir et persister jusqu'à nos jours.

Une seule circonstance pourrait le faire accepter ; la naissance chez la paysanne d'un enfant mort-né, ce qui ne serait pas très engageant pour la famille parisienne, ou la mort de l'enfant peu après la naissance.

Enfin quand on devra recourir à l'allaitement artificiel, pour un enfant, le mieux sera de prendre du lait de chèvre. La chèvre est un animal, en effet, très réfractaire à la tuberculose et qui offre beaucoup de garantie. M. Nocard, dans sa longue pratique vétérinaire n'a rencontré qu'un seul exemple de tuberculose caprique sur un très grand nombre de cas ; le professeur Ch. Richet a mis en pratique le traitement de la tuberculose humaine par le serum de chèvre.

Salubrité des rues et lieux publics. — Il importe de mettre la Société bien portante à l'abri du microbe ; or, la destruction de celui-ci est possible, assez facile même, pourvu que l'on prenne certaines précautions.

Voici groupés les principaux endroits qu'il s'agit d'assainir et de rendre inoffensifs :

Voies publiques et privées.

Établissements où des personnes peuvent séjourner un temps d'ailleurs variable :

- Avec séjour nocturne.
  - Hôtels.
  - Maisons de santé et de convalescence.
  - Maisons d'accouchement.
  - Prisons.
  - Etc
- Séjour passager
  - habituellement diurne
    - Officiels
      - Mairies.
      - Ministères.
      - Ecoles, asiles, créches.
    - Privés
      - Ateliers.
      - Fabriques.
  - quelques heures
    - Salles d'attente et véhicule correspondance
      - Chemins de fer.
      - Omnibus.
      - Bateaux.
      - Voitures.
    - Lieux de réunions publiques
      - Cafés.
      - Concerts
      - Theâtre.
      - Cultes.

Le transport des microbes est d'autant plus à redouter qu'ils se présentent à l'état de dessication ; aussi importerait-il que le balayage des rues ne se fasse pas sans un abondant arrosage préalable, surtout dans la saison chaude où cette précaution est fréquemment négligée par les employés préposés à cette fonction. (La plupart n'arrosent qu'après avoir balayé.)

Bien qu'il serait idéal d'empêcher les promeneurs de cracher dehors (la ville de Sydney, en Australie, inflige pour ce délit, nous l'avons vu précédemment, une amende de 25 francs), je ne crois pas que ce désideratum puisse être de longtemps réalisé effectivement chez nous. On pourrait dans les voies très fréquentes des quartiers populeux, répandre, sur les trottoirs, en été, où la déssication est rapide, des solutions de chlorure de zinc, de sulfate de cuivre ou de tout autre désinfectant bon marché, et même exiger des commerçants et boutiquiers, la pratique de cet arrosage plusieurs fois dans la journée. De plus, les ruisseaux des villes devraient couler toute la journée en été pour entraîner les particules de poussière.

Le conseil d'hygiène, sur l'initiative du professeur Armand Gautier, que l'on retrouve toujours quand il s'agit de questions intéressant la santé publique (chaufferettes des voitures) a obtenu l'affichage dans les véhicules de l'avis, que tout le monde connaît maintenant, relativement à l'expectoration.

Dans tous les établissements où le public vient séjourner plus ou moins longtemps, il y a lieu d'exiger la présence de crachoirs, à contenu liquide (la sciure, le sable, la cendre, etc., doivent être évités), que l'art et l'imagination pourront rendre très acceptables.

Il importe également que la désinfection soignée (lavage des murs, parquets), des sièges, tentures, objets de literie, soit opérée à des intervalles variables, mais fixés à l'avance par les soins de l'administration, suivant la nature de chaque établissement.

Dans les écoles et tous autres endroits officiels, cela se pratique très régulièrement; mais il n'en est pas de même dans les autres établissements.

Tout ce qui précède étant supposé effectué, il nous reste à réaliser la salubrité d'un endroit qui demeurera longtemps encore le dernier repaire du bacille ; il s'agit des cimetières.

L'idéal serait l'incinération, tant pour la tuberculose que pour beaucoup d'autres maladies; malheureusement, on se heurte ici à une foule de préjugés. Peut-être, en attendant, pourrait-on répandre sur les cadavres dans le cercueil une quantité suffisante de chlorure de zinc ou de quelque autre antiseptique.

S'il y a lieu d'insister sur cette question qui est extrêmement importante, il importe, non moins également de surveiller la destruction ignée ou la stérilisation chimique des organes contaminés d'animaux tuberculeux, afin d'éviter pour la tuberculose les champs maudits du charbon.

Objets contaminés. — Un point sur lequel on ne saurait trop appeler l'attention de l'administration et qui exigerait une législation rigoureuse : ce serait une surveillance étroite des *ventes après décès.* On voit là mettre en circulation la literie, les tentures, les vêtements et tous objets fortement infectés. Il y aurait lieu d'imposer une désinfection rigoureuse authentifiée par un bon spécial, sans lequel le commissaire-priseur se refuserait à procéder aux opérations de la vente.

Il y a là un danger réel auquel il importe d'apposer un remède ; c'est d'autant plus facile que ce remède serait une source de revenus pour les communes.

Habitation. — L'hygiène de l'habitation constitue les quatre-vingt-dix-neuf centièmes de la sécurité.

Il semblerait qu'elle fût facile à réaliser a priori ; pratiquement, il n'en est rien. Malgré l'existence d'une Commission des logements insalubres, il y a encore partout en France, mais aussi à Paris et dans le département de la Seine, une quantité d'endroits inhabitables et malheureusement habités.

Il y a des rues trop étroites avec ruisseau d'eau noire au

milieu, de trop hautes maisons, véritables cités ouvrières, surnommées du peuple : cours des miracles, où toute une population misérable et sordide s'entasse.

En entrant dans la rue, on sent une odeur d'humidité ; en en pénétrant par l'étroite porte du sombre corridor qui conduit à l'escalier noir aux marches édentées, on est pris à la gorge par une odeur nauséabonde, résultante des fosses d'aisances, des plombs et des éviers.

L'eau fait quelquefois défaut, ou est toujours en quantité insuffisante ; le plus souvent, il faut venir la chercher en bas dans la cour.

L'écoulement des matières usées est très incomplètement assuré. On conçoit sans peine qu'une population ouvrière, vivant dans de telles conditions matérielles, avec une hygiène aussi défectueuse, soit une proie facile pour la maladie, un foyer de contagion permanent.

En France, nous sommes vraiment trop tolérants pour les propriétaires. A l'étranger, on est plus rigoureux. Voyons plutôt comment cela se passe en Suède : Loi suédoise sur le service de la salubrité du Royaume, 25 septembre 1874. Extrait de A.-J. Martin, cité en note dans le rapport du professeur Cornil, page 54.

En Suède, l'article 13 de la loi sur la salubrité dit : « La « location des maisons dont l'habitation peut avoir des dangers « par suite de leur mode de construction, de la malpropreté ou « ou de toute autre cause, pourra être interdite par le Comité « jusqu'à ce que les conditions défectueuses dans lesquelles « elles se trouvent aient disparu ou que les précautions néces- « saires pour cela aient été prises. Lorsque les maisons sont « déjà louées, le Comité peut fixer, aux propriétaires, un délai, « pour l'évacuation, suivant les circonstances. Il peut s'opposer « à ce qu'un trop grand nombre de personnes habitent dans la

« même chambre, lorsque cette cohabitation peut devenir
« nuisible ».

En Hongrie, Loi de 1876, Art. 11, du même rapport : « Les « règles de l'hygiène publique seront strictement observées « dans la construction des maisons d'habitation.

« L'autorité départementale édicte les règlements relatifs aux « bâtiments en tenant compte des conditions locales et des « intérêts de l'hygiène publique. Les maisons nouvellement « construites ou transformées dans les villes ne seront habi- « tables qu'après inspection et autorisation préalable de l'auto- « rité sanitaire. L'autorité peut également faire évacuer, sans « délai, les habitations dont l'existence constitue un danger « pour la santé publique ».

En Angleterre ; Loi sur la santé publique, 1878 : « Art 25. « Il est interdit de construire ou de reconstruire une habita- « tion dans un district urbain ou d'occuper une habitation « nouvellement construite uu reconstruite, sans qu'elle ait été « pourvue de conduits couverts faits de matériaux à un niveau « et avec la pente indiqués par l'autorité sur le rapport de « l'agent-voyer. Les conduits se déchargeront dans un égout « appartenant à l'autorité et situé à une distance n'excédant « pas cent pieds du terrain sur lequel l'habitation a été élevée. « Si ces conditions ne peuvent être remplies, les conduits « seront menés dans un puisard ou tout autre endroit éloigné « d'une habitation ainsi qu'il sera indiqué par l'autorité.

« Toute contravention au présent article sera punie d'une « amende qui ne pourra excéder 50 livres, (1.250 fr).

(*Du même rapport.*)

En Italie : Article 3. « Les maisons de construction nouvelles « ou en partie refaites ne pourront être habitées sans une « autorisation du syndic. Celui-ci ne l'accordera que quand,

« après l'inspection du médecin sanitaire ou d'un ingénieur « délégué, à cet effet, il sera démontré que :

« α. Les murs sont convenablement séchés;

« β. Qu'il n'y a pas insuffisance d'air ou de lumière;

« γ. Qu'il sera pourvu à l'écoulement des eaux impures, des « matières excrementielles, afin de ne pas souiller le sol et « conformémént aux autres règles prèvues par le règlement « local d'hygiène.

(Du même rapport.)

« Le règlement sanitaire d'hygiène est dans certains pays, « le seul régime qui permette à l'adminisiration d'agir. »

« A Bruxelles, un règlement sur les bâtisses, fait d'après les « propositions du bureau d'hygiène, contient les dispositions « suivantes : Art. 5.

« Tout constructeur de maisons, avant de se soumettre à « l'œuvre, doit adresser au collége, un plan et des coupes « cotées des constructions qu'il projette, et se soumettre aux « prescriptions qui lui seront faites dans l'intérêt de la salu- « brité.

(Du même rapport.)

A New-York. Art. 17. « Nul ne derra désormais ériger ou « faire construire, ou changer de destination en opérant une « transformation partielle, un bâtiment ou une construction « quelconque et portion d'iceux qui deviendront par suite in- « suffisants, sous le rapport de la solidité, de la ventilation, de « la lumière, du drainage ou de n'importe quelle autre pres- « cription ou précaution usuelle spéciale ou indispensable. « Nuls constructeur ou locataire à bail, tenant ou occupant de « l'un quelconque de tels ou autre bâtiments et constructions « (à moins qu'ils naient droit et facilité de remédier à ces dé- « fauts, ou de les prévenir) ne devront ordonner ou permettre « qu'une cause ou une chose quelconque existe ou soit produite

« à l'intérieur ou aux alentours de tels bâtiments et construc-
« tions, qui puisse être dangereuse ou préjudiciable à la vie
« ou à la santé.»

(*Du même rapport.*)

En somme, il importe rigoureusement de veiller à la salubrité de toutes les maisons d'habitations, d'éviter l'encombrement des personnes.

On pourrait interdire à tout propriétaire de louer un petit logement, et à plus forte raison, une seule chambre à une famille trop nombreuse, sous peine de poursuites ;

Défendre absolument la location des pièces froides (sans cheminée) dites « cabinet » et avec fenêtre insuffisante dite tabatière, en tant que pièces d'habitation. Elles pourraient être annexées à des appartements détachés, comme débarras ; en aucun cas, elles ne devraient servir de chambre de domestique ;

Les pièces destinées à ce dernier usage devraient posséder une cheminée, nne fenêtre suffisante et le cubage classique ;

De plus, il serait prudent, dans les grandes villes, d'interdire à l'avenir la construction de toute chambre ne pouvant servir de chambre à coucher ;

Proscrire, sans restriction, la location des mansardes ou pièces lambrissées, sauf pour grenier.

En raison de l'influence néfaste, nettement reconnue, de la densité de la population dans les grandes villes, il serait hygiénique et humain de limiter à quatre étages la hauteur maximum des maisons d'habitation ; mais je me hâte de dire que je ne me fais aucune illusion sur la réalisation (même lointaine) d'un tel vœu. Le sixième étage, qui fournissait déjà tant de victimes, est dépassé, et le huitième risque sa pointe : c'est antihumain, d'autant que dans les constructions qui possèdent un ascenseur, celui-ci est interdit aux malheureux locataires de la mansarde dernière, à laquelle donne seul accès, du reste, l'escalier de service.

Désinfections.— Quoi qu'il en soit, et puisqu'il s'agit de la salubrité des grands centres, il est certain que, dans l'état actuel même des choses, on obtiendrait des résultats remarquables de la désinfection, obligatoire pour chaque propriétaire et à ses frais, des locaux à chaque changement d'occupant, de telle sorte que chaque nouveau locataire soit tenu de demander le bon du service municipal mentionnant la date du départ du dernier habitant et la date ultérieure de l'opération. Ce mode de procédé assurerait une sécurité considérable relativement à la tuberculose latente en particulier et toutes autres maladies non moins redoutables, ainsi qu'une source de revenus pour l'administration, une sorte d'impôt sur la propriété immobilière dont le locataire serait totalement exonéré. Ce service fonctionnerait, du reste, sans préjudice des *désinfections* au cours d'une location, à la suite d'une des maladies dont la déclaration est obligatoire. Ces opérations restant d'ailleurs gratuites ou aux frais du locataire, suivant la situation de ce dernier, comme cela est, du reste, très bien établi.

La cure libre de la tuberculose dans les stations habituelles (en attendant que l'on offre aux malades des établissements où ils auraient infiniment plus de chances de guérison qu'abandonnés à eux-mêmes) nécessiterait, dans ces régions, une grande rigueur dans l'application des mesures administratives. Les autorités préfectorales et municipales devraient avoir une grande liberté d'initiative suivant les exigences de la situation locale. Malheureusement les meilleures volontés, les vues un peu larges subissent, dans certaines circonstances, une action d'inhibition qui les paralyse : Ainsi le docteur Balestre, dans une lettre adressée en réponse au docteur Knopf et reproduite dans le travail de ce dernier, se plaint amèrement des restrictions apportées d'en haut aux prescriptions sanitaires locales :

« L'arrêté municipal, dit-il, avait prescrit la déclaration de « diverses maladies, notamment de la phthisie, la loi du 30 no- « vembre 1892 a rendu caduc cet arrêté et les cas de tuber- « culose ne sont plus déclarés.

« Il est de notoriété publique que Nice et Menton ont vu « augmenter, dans une proportion énorme le nombre de leurs « tuberculeux depuis que les phthisiques ont fréquenté ces « stations. »

Thèse de Knopf, page 33.

Prophylaxie intellectuelle. — Peut-être obtiendrait-on quelque résultat de ce que j'appellerai un essai de prophylaxie intellectuelle.

S'il y avait, dans chaque département, ou du moins dans chaque région des sociétés intellectuelles de patronage scientifique, industriel et agricole, ayant pour but de démontrer et d'étendre toutes les ressources de la contrée, peut-être l'émigration vers les grands centres (dont on pourrait par de multiples exemples montrer les nombreuses victimes) se restreindrait-elle au grand bénéfice économique du pays et sanitaire des habitants. Combien en effet sont venus à Paris pour chercher la fortune, qui n'ont que perdu là, misérablement la vie!

La ville de New-York s'est très bien trouvée de la distribution au public, de brochures d'un style simple et facile, où sont exposés clairement les divers modes de contagion avec les moyens de les éviter. Une grande diminution dans la mortalité s'est manifestée depuis.

Chez nous, la population est déjà acquise (par la presse) à la notion de contagion, il ne reste plus qu'à lui inculquer les principales notions élémentaires de prophylaxie auxquelles elle se trouve déjà préparée ; il faut lui faire comprendre que tout le danger réside principalement dans le produit de l'expectoration.

Nous terminerons ce chapitre en exprimant le grand espoir que bientôt seront entendus les appels répétés des hygiénistes et des humanitaires pour que la société obtienne enfin, quant à la tuberculose, la protection qu'a depuis longtemps la vigne, quant au phylloxera. (Landouzy.)

SANATORIA

J'emprunte aux comptes rendus du Congrès de 1891, et à M. Knogf la liste des principaux Sanatoria:

Craigleith en Ecosse près d'Edimbourg.

Davas, dans les Alpes Rhétiques.

Falkenstein en Allemagne.

Georbersdorf en Silésie.

1° Du docteur Achlermann.

2° Rompla.

3° De la comtesse Pückler.

Hohenhonnef sur les bords du Rhin.

Leysin, canton de Vaux.

Raboldsgrün, Saxe méridionale.

Saint Blasien dans la forêt Noire.

Ile de Wight.

Adriondack cottage, sanatorium à Saranac lake, état de New-York.

Sanatoria payants en fonction et en projet.

Ashville (Caroline du nord) docteur Krarl von Rück.

Allemagne, Badenviller forêt Noire, docteur Leiser.

— Nordrach Walther.

— Saint Andréasburg, Jambasch.

— Rehburg dans le Hartz, à une société de Secours Mutuels.

Hongrie, Neu-Schmecks (Szontazh).
Canada, projet à Saint Jovile.
Russie; Finlande; Gabrilowitch.
Suisse à Arosa, docteur Ewart.
Norwège Tousausen, docteur Audvord.
Voilà, à peu près, ce qui existe à l'étranger.

A la vérité, chez nous, l'hésitation a été longue, l'initiative et la charité privées ont le pas sur l'administration, et la voie est maintenant tracée grâce à l'activité, au zèle au dévouement de philanthropes convaincus tels que les docteurs L. H. Petit, (Ormesson). Armaingaud (fondateur de la ligne contre la tuberculose, 1892) Sabourin, Daremberg et beaucoup d'autres qui sont des guides précieux.

1861-1869. — Petit et grand hôpital de Berck-sur-Mer.
Le grand hôpital appartient à l'Assistance.
L'autre hôpital de Berck est une fondation Rothschild.
1888. — Pallu, œuvre Nationale des hôpitaux marins.

Sanatorium de Banyuls-sur-Mer	200 lits
Jeau Dolfus, Cannes	45 —
Pallu, Pen-Brom, en face le Croisic.......	212 —
Armaingaud, Arcachon, 47 lits ira à......	300 —
Armaingaud et Lafargue; Banyuls-sur-Mer	148 —
Mme Desjobert; Sainte-Eugénie de Cap Breton, 100 lits ira à	300 —
Renée Sabran à Hyères, (Var)............	100 —
Saint-Pol-sur-Mer, Dunkerque Alph. Bray et Van Caremberghe, (Maurice)	79 —
Lazaret de Cette.	
Ver-sur-Mer, Calvados.	
Soit............................	1.756 lits

Chiffre bien minime quand on songe au nombre des tuberculeux qui existent en France ; ces renseignements sont du docteur Leroux, du dispensaire Furtado-Heine.

1890. Sanatorium du Canigou (Sabourin) Pyrénées-Orientales.

Sanatorium du docteur Chaumier, en Touraine.

Nous signalerons enfin, pour terminer, les hôpitaux spécia-ment pour les enfants :

			Séjour.
Ormesson (Léon Petit),	25 0/0 guéris.,	35 0/0 amélior.	6 à 8 m.
Forges (Doumenge)	50 0/0 —	25 0/0 —	12 mois.

Villepinte, par Sevran, Seine-ot-Oise.

L'hôpital d'Ormesson, aux postes de Paris, possède à Paris même un dispensaire de recrutement, une maison d'isolement.

A Villiers, en imminence de fonctionnement, une colonie sanitaire en organisation.

Le Danemark possède un sanatorium également pour enfants, à Refsnas, avec le docteur Schepelerm qui donne 51.15 0/0 de guérisons, 42.04 d'amélioration avec un séjour moyen de 252 jours.

La Norwège aménage ses anciennes léproseries pour recevoir les tuberculeux, à Bergen.

Milan, docteur Pauzeri.

Belgique, à Middelkerk et à Vanduyne ; de plus il y a une proposition de Möller.

Hollande, Haag.

Indépendamment des sanatoria, il y a à l'étranger des hôpitaux spéciaux pour soigner les tuberculeux.

En Angleterre : Brompton Hospital.

Royal Hopital for diseases of te chest (docteur Buchanam).

Nord London Hopital for consumption.

City of London Hopital for diseases of the chest.

L'Irlande construit un hôpital dans le Wicklow, près de Dublin.

La Russie possède :

Hopital Obouchowsky (pour phthisiques),			100 hommes.
—		—	50 femmes.
—	Alexandre	—	50 hommes.
	—	—	50 femmes.
—	Alexandrina	—	50 femmes.

Popoff a nommé une commission qui étudie les sanatoria pour les pauvres.

L'Autriche a un hôpital spécial près de Vienne.

L'Allemagne possède des hôpitaux spéciaux à Malshow, à Reiboldsgrün, à Ruprechtshim (ce dernier est entretenu par l'excès de produit du sanatorium payant de Falkenstein); à Worms, à Haale, sur la Saale (un sanatorium est proposé pour les mineurs par le docteur Fielitz).

La Suisse a construit un hôpital dans l'Engadine.

En Amérique, le sanatorium Shara (près Boston) et le S. Glaushner (Colorado) fonctionnent déjà.

Le docteur Dacosta, de Buenos-Ayres, nous apprend qu'en présence des excellents résultats qu'il a obtenus par l'isolement chez les soldats tuberculeux, la municipalité s'est empressée de suivre son exemple; la tuberculose diminue considérablement.

Il importe absolument de créer chez nous, sans retard, pour les adultes et les enfants tuberculeux, des hôpitaux spéciaux près des centres pour recevoir ces malades souffrant de manifestations tuberculeuses aiguës nécessitant des soins immédiats, et loin des centres des sanatoria pour les chroniques et les précédents améliorés, avec le traitement dietétique convenable.

STATISTIQUES

Voici, recueillis un peu partout, quelques chiffres se rapportant :

1° Au décès dus à la maladie évoluant librement :

Au Chili 1/3 des décès totaux dans la léthalité infantile

Plus de 1/2 chez l'adulte : année 1870 = 22 0/0 ch. l'homme / 33 0/0 ch. la femme

A Kiel, Bolz nous donne :

27 0/0 dans la première année de la vie
26 0/0 — deuxième.

En Russie :

Pétersbourg	sur 27.597	décès	4.468	sont dus à la	tuberculose.
Moscou	sur 27.815	—	4.153	—	—
Varsovie	sur 18.824	—	2.007	—	—

Soit pour ces trois villes une moyenne variant entre 16 et 19 0/0.

Quelques autres villes, ayant une population moins dense, ou une mortalité un peu moins élevée :

Odessa............	sur 8.025	décès	755	tub.
Riga..............	sur 4.888	—	504	—
Nijni-Nowgorod....	sur 9.861	—	361	—
Kiev..............	sur 5.487	—	617	—
Astrakan..........	sur 4.481	—	333	—
Arkangel..........	sur 627	—	25	—

La statistique de Moscou notamment est intéressante à considérer en particulier :

Dans l'espace de 10 années, de 1880 à 1889, la tuberculose a causé environ 32.000 morts, soit 3.200 annuelles.

De 15 à 40 ans, la moitié des décès totaux reconnait cette unique cause. La mortalité absolue est surtout considérable de 20 à 40 ans, ce qui se comprend, la population étant, en majorité composée de personnes de cet âge. L'homme fournit deux fois plus de victimes que la femme.

Sur 1.000 soldats de la garde moscovite :

5,7 succombent à la phthisie de 20 à 30 ans

au lieu de 4,6 dans l'élément civil pour la même période.

Comme les pertes réelles occasionnées par la phthisie dans l'armée doivent comprendre avec les décès, les réformés, on arrive au chiffre de 16 pour 1.000.

La plus grande mortalité sévit de 21 à 22 ans, par conséquent un an après le début du service militaire, fait d'autant plus grave qu'on ne prend pour le service que des sujets bien portants.

Dans les prisons, la mortalité est d'au moins 92 0[0, encore ce chiffre serait-il trop faible.

En moyenne, la mortalité par phthisie à Moscou, de 1880-1889 a atteint : 42.75 pour 10.000 habitants.
47.49 pour 10.000 hommes.
36.75 pour femmes.

Revue de tuberculose 1894-1895.

Dans la *Revue de Tuberculose*, de 1894, le docteur Lagneau nous dit qu'il estime à un quart dans la mortalité totale, la part qui revient à la tuberculose; il montre l'inffuence des professions et de l'habitation ; il y a environ 10 0/0 de mortalité chez les tailleurs de pierres en Suisse (action des poussières).

Les professions sédentaires, d'après les statistiques anglaise et italienne, produisent 459 décès tuberculeux sur 1.000 décès généraux, dans une population d'étudiants et de séminaristes.

Chez les imprimeurs anglais et les lithographes italiens, on enregistre 300 à 400 cas de tuberculose sur 1.000 décès ; chez les bergers, les fermiers et les bateliers, on en compte que un ou deux sur mille.

En France, M. Lagneau met en évidence la densité des masses :

Dans	95	chefs-lieux de moins de		5.000.	1.81	décès
—	33	—	5.000	10.000.	2.16	—
—	127	—	10.000	20.000.	2.71	—
—	50	—	20.000	30.000.	2.88	—
—	46	—	30.000	100.000.	3.05	—
—	11	—	100.000	430.000.	3.63	—
Paris........................				2.424.705.	4.90	—

La progression. dit-il, est manifeste; l'exactitude n'est évidemment pas rigoureuse; elle est certainement au-dessous de la vérité.

Le professeur Landouzy considère la tuberculose comme cause majeure de la mortalité dans les deux premières années de la vie.

En 1891, à l'hôpital Saint-Antoine, il y a eu 11.680 entrées en médecine, avec 1.960 phthsiques qui ont donné une mortalité en médecine de 525 et 433 par tuberculose.

Enfin, voici quelques chiffres se rapportant à la mortalité à Paris dans différents arrondissements pour l'année 1893 :

Ier arrondissement: 840 décès, dont 125 tuberculeux, ce qui donne 1/6 en général et un 1/3 dans la population hospitalière.

IIIe	arrondissement......	1.746....	393
IVe	—	2.139....	1/4
VIe	—	2.374....	466

VIIe arrondissement......		2.253....	492
VIIIe	—	2.151....	411
XIe	—	4.763....	1.187
XIIe	—	2.637....	645
XIVe	—	3.681....	760
XVe	—	?........	631
XVIe	—	1.61......	208
XVIIe	—	4.312.....	564
XIXe	—	3.384.....	843

Extrait du rapport sur les travaux des commissions d'hygiène du département de la Seine.

Du rapport du docteur Colin, ropporteur, nous relevons le passage suivant :

. . . .

« Si la majorité des rapporteurs insiste sur l'importance de « ces deux affections (athrepsie et diphthérie) parmi les princi- « pales causes de la mortalité parisienne, on peut dire, qu'à « l'unanimité, ils placent au premier rang de ces causes, la « tuberculose, « la grande faucheuse », dit l'un des rappor- « teurs, à qui revient, au bas mot, le 1/4 de la totalité du décès, « proportion inférieure encore à la réalité, nombre de décès « indiqués sous d'autres appellations, dérivant le plus souvent « d'une complication tuberculeuse. »

5 juillet 1895.

Presque toutes les commissions sont unanimes à réclamer la déclaration obligatoire de la tuberculose ; la commission du Ve arrondissement se montre particulièrement véhémente à ce sujet, ainsi que celle du XVIIe.

Voici maintenant quelques chiffres se rapportant à la variation de la mortalité :

2° Dans les régions où des précautions sérieuses ont été prises:

Ainsi, dans l'Amérique du Nord, notamment à New-York et à Philadelphie, où l'on marche très vite dans la voie du progrès le docteur Flick signale une diminution de 20 0/0 dans la mortalité dans la tuberculose, en huit années.

En Allemagne, la diffusion des mesures d'hygiène donne à Böllinger, les chiffres suivants :

Munich....	1883	40,8	mortalités	sur 10.000	habitants.
	1893	30,8	—	—	—
Berlin.....	1883	34,7	—	—	—
	1893	25,7	—	—	—

de même pour les autres villes.

Dans les prisons allemandes :

1875-1876...	10.000	habit.	118,9	décès tuberculeux	annuels,
1878-1884...	10.000	—	140,8	—	—
1884-1887...	10.000	—	174,7	—	—
1887-1890...	10.000	—	101	—	—
1890-1892...	10.000	—	89,4	—	—
1891-1894...	10.000	—	81,2	—	—

En Prusse, la mortalité générale était supérieure à 30 pour 10.000 habitants ; depuis l'application des mesures de prophyléxie, elle est inférieure à 25.

Voici la statisque de la mortalité par tuberculose dans le petit village de Gerbersdorf (1) où depuis près de quarante ans existent des sanatoria :

(1) M. Landouzy, a pu dire à l'Académie de Médecine, le 16 juillet 1895, en communiquant les travaux de Lalesque : « demain, ce seront « les stations pour tuberculeux où on se trouvera le plus en sécurité « contre la contagion, de même que c'est dans les maternités que l'on « sait le plus se garantir aujourd'hui contre la fièvre puerpérale, » à la condition expresse que l'Administration intervienne pour imposer rigoureusement les mesures d'hygiène convenables, sans cela ce sera comme à Nice et à Menton.

1790-1799	14	cas.
1800-1809	5	—
1810-1819	9	—
1820-1829	9	—
1830-1839	8	—
1840-1849	6	—
1850-1859	7	—
1860-1869	4	—
1870-1879	5	—
1879-1889	5	—

à noter que depuis 25 ans, la population a doublé.

On constate ici deux choses :

1° L'efficacité des mesures sanitaires (qui n'est pas douteuse, du reste).

2° Le non danger, l'innocuité absolue du voisinage d'un sanatorium.

L'Angleterre, par les mêmes procédés, a vu la mortalité de la tuberculose baisser en 40 ans de 50 0/0.

L'Italie obtient des résultats analogues.

Enfin, pour terminer, M. le docteur Legroux, du dispensaire Furtado-Heine, au Congrès de 1891 (page 220) nous donne des chiffres se rapportant.

3° Aux guérisons obtenues dans les sanatoria d'isolement, trop peu nombreux encore, existants.

Berk	70 7 0/0	cas de guérison.
Banyuls	81 0/0	—
Cannes	74 4 0/0	—
Pen-Brom	22/31.	—

En considérant froidement les chiffres trop éloquents des statistiques qui précèdent, nous ne pouvons que conclure qu'il appartient au médecin de clamer bien haut le « Caveant Consules » du professeur Landouzy contre cette hydre sociale ; au législateur d'agir !

CONCLUSIONS

I. — La tuberculose est une maladie microbienne, contagieuse et endémique qui frappe surtout les individus déprimés (par un affaiblissement acquis ou héréditaire) ;

II. — Elle enregistre, à son actif, dans les centres, le quart de la mortalité totale, soit 25 0/0 ;

III. — Elle est de la dépopulation, le facteur le plus actif ;

IV. — Elle cause, comme dit le Professeur Landouzy, plus de ravages que la syphilis, l'alcoolisme et les autres misères sociales ;

V. — Elle est en rapport avec la densité de la population, l'hygiène défectueuse, la misère (1) ;

VI. — La tuberculose est évitable et curable (à la condition, toutefois, que le malade se trouve dans des conditions matérielles qui lui permettent de se soigner) ;

VII. — L'hygiène est la base du traitement :

La même maladie peut être évitée par des moyens très simples, qui peuvent être ramenés à deux :

1° Pratiquer une hygiène convenable :

Exercice à l'air salubrité de l'alimentation et de l'habitation.

2° Eviter la contagion :

Désinfection des endroits contaminés, guerre aux crachats.

(1) A la vérité, les têtes couronnées d'Europe ne sont pas épargnées à notre époque où « la garde qui veille aux portes du palais n'en défend pas les rois. » Ce qui prouve que la misère physiologique mérite considération autant que la misère physique.

Ce qui exige, pour être efficace, l'intervention de l'autorité administrative.

Puisque la tuberculose est si répandue, nos idées de solidarité humanitaire imposent aux villes ou à l'Etat l'hospitalisation et la curation des tuberculeux pauvres : beaucoup seraient guéris qui ne sont que soulagés ; beaucoup ne deviendraient pas source de contagion familiale.

La classe aisée bénéficierait du traitement dans des sanatoria, Le régime, en effet, exigeant une discipline presque militaire, sera toujours mieux suivi dans ces établissements que s'il est laissé à la libre pratique de chacun.

Les statistiques qui nous revèlent le taux effrayant de la léthalité, nous montrent axssi le bénéfice qu'on a retiré de l'application rationnelle des mesures hygiéniques : L'Angleterre, par la fondation d'établissements aux frais de l'État, pour les tuberculeux des classes pauvres a vu la mortalité dûe à cette cause, baisser de 50 0/0 en quarante ans.

Bollinger dans les principales villes de l'Allemagne (Munich, Berlin, Francfort, Dresde, Altoua, Ebafeld, Stuttgard) enregistre un abaissement du taux de la mortalité.

Nous rapellerons ici avec le Professeur Landouzy le « caveant consules » pour cette question de la prophylaxie et du traitement de la tuberculose, question humanitaire autant que sociale, puisqu'elle intéresse l'individu, la famille autant que la race.

Le Mans. - Association ouvrière, 5, rue du Porc-Epic (HETROT, GUÉNET et Cie.

www.ingramcontent.com/pod-product-compliance
Ingram Content Group UK Ltd.
Pitfield, Milton Keynes, MK11 3LW, UK
UKHW021201220726
13924UKWH00003B/1258

9 782019 284183